JN307960

「脂肪体重」を減らせば病気にならない!

肥満・糖尿病専門医
岡部クリニック院長
岡部　正

青春新書
PLAYBOOKS

はじめに――20歳の頃の体重で、あなたの将来が決まる！

ちょっとお聞きしましょう。

あなたの体重はいま何キロですか？
そして、20歳の頃（女性の場合は18歳）に比べて、何キロ太っているでしょうか？

もしその頃より5キロ以上ふえているなら、ハッキリ言いましょう。

いますぐダイエットを始めてください。

これは何も美容のためや、モテるためではありません。ふえた体重次第で、あなたの寿命が決まる可能性があるからです。

詳しくは後ほどご説明しますが、20歳の頃よりふえた体重の正体はほぼ脂肪です。私はそれを「脂肪体重」と呼んでいますが、とくに男性なら10キロ以上、女性なら8キロ以上ふえている方は危機的健康状態にあるといってよいでしょう。

「やせる必要があるのはわかった。とはいえ、これまでダイエットがうまくいったためしがない」といった声もよくお聞きします。

糖質制限や、毎日の体重を記録する「測るだけダイエット」……あなたにも、話題のダイエット方法にとびついては、挫折した経験はないでしょうか？

ひとえに太るといっても原因はさまざまです。やせ方も一人ひとりの習慣や体質によって違います。

そこで本書では、34の自己チェックに答えていただくことで、太った原因を明らかにし、それぞれに最適なダイエット方法を紹介しました。自分に合ったやせ方であれば無理なく続けられます。結果、間違いなくやせられます。

肥満が病気や寿命に関わっていることは、これまでもいわれてきました。ですが近年、科学的にも明らかになってきています。このことを裏付ける研究結果として、いま注目されているのが「アディポネクチン」というホルモンです。

このホルモンは別名「長寿ホルモン」とも呼ばれ、動脈硬化、糖尿病、高血圧、高脂血症、メタボリックシンドローム、脂肪肝、がんなどを予防する働きがあるとされていますが、脂肪体重がふえると減ってしまいます。

また、アディポネクチンの値が高い人は病気になりにくく、長生きするというデータもあります。慶應大学老年内科学教室では、100歳以上の高齢者を調査したところ、アディポネクチンの値が平均2倍以上高いことを発見しています。

私のクリニックでも1425名の男女の「アディポネクチン」の値を調べたところ、75歳以上の「元気な方」はアディポネクチンの値が高いという結果も出ています。

あなたの寿命を左右することにもつながる——やせさせるための医者の脅しと思われる

かもしれませんが、残念ながらそうではありません。

日本は世界でもトップクラスの長寿国ですが、じつは寝たきりになっている期間も世界一だとご存じでしょうか？「長生きしているのに、健康ではない」。この事実は医者として本当に悲しく感じます。

脂肪体重を減らすことが健康長寿へとつながり、元気な日本になること。そして、今後ますます高齢化を迎える日本で、一人でも多くの方が介護を受けることなく幸せに暮らせるよう願ってやみません。

自分に合った方法であれば、やせない人は一人もいません。

原因究明ダイエットなので、リバウンドも無用です。

さあ、一緒にがんばりましょう！

岡部 正

本書はこんな方のために書きました

①20歳（女性の場合は18歳）の頃より体重がふえている
②やせ方は知っているのに、なかなか成功しない
③40歳を過ぎて、健康が気になり出してきた
④どうせ歳をとるなら、何歳になっても寝たきりとは無縁で暮らしたい
⑤食べたり、飲んだりすることが好きだが、将来介護は受けたくない
⑥更年期にさしかかっている
⑦糖尿病または予備軍を指摘されたので、やせなければならない
⑧体重はそんなに変わりないのに、ウエストが太くなった
⑨メタボ検診でやせるように言われた

CONTENTS

目次

——「脂肪体重」を減らせば病気にならない！

序章

病気になりたくなければ「脂肪体重」を減らしなさい！

——脂肪と長寿ホルモン「アディポネクチン」の関係がわかった

第1章

食べてないつもりでじつは食べている!?

食習慣が原因で太った人の「脂肪体重」の落とし方

第2章 本当はお腹いっぱいなのに食べていないか？ 満腹感のマヒが原因で太った人の「脂肪体重」の落とし方

第3章

その「お腹が減った」は本物か?

ニセの空腹感が原因で太った人の「脂肪体重」の落とし方

第4章
食べ物の好みが原因で太った人の「脂肪体重」の落とし方
味の濃いもの、油っこいものはダイエットの大敵！

第5章

筋肉がつけば食べてもやせられる！

運動不足が原因で太った人の「脂肪体重」の落とし方

第6章

やってはいけないダイエットの鉄則はコレ！

食べ方が原因で太った人の「脂肪体重」の落とし方

本文イラスト／中村知史
本文デザイン／浦郷和美（Dir. 森の印刷屋）
本文ＤＴＰ　／森の印刷屋

序章

病気になりたくなければ「脂肪体重」を減らしなさい！

——脂肪と長寿ホルモン「アディポネクチン」の関係がわかった

日本人がどんどん短命になっていく！

これまで日本は、世界でもトップクラスの長寿国だといわれてきました。日本食が欧米をはじめ世界各国で人気があるのも、日本人の長寿を支えてきたそのヘルシーさゆえ。ですが、近年さまざまな研究結果から、長寿国＝日本の雲行きが怪しくなってきています。

みなさんは、「沖縄ショック」という言葉をご存知でしょうか。

沖縄といえば、昭和の時代は日本一の長寿県として有名でした。しかし、その**沖縄が2010年には女性が全国3位、男性にいたっては全国で30位まで平均寿命が転落してしまった**のです。

なぜこんな事態が起こったのか？　それは、沖縄県の肥満者の割合が急増したからに他なりません。

沖縄が国内でも最初にファストフードなど食の欧米化が進んだこと、車社会であることなどとも無関係ではないでしょう。とくに男性においては、65歳以下の成人の約半数が肥満体になっており、結果、肥満が引き起こす糖尿病や心筋梗塞にかかる若い人が増えました。**脂肪率の増加とともに、死亡率も上がった**と考えられているのです。

日本全国にファストフードをはじめとした高脂肪の食事は広まっていきました。現在、子供時代にファストフードで育った世代が40代から50代を迎えています。沖縄に日本人の将来の姿をみるのは私だけではないはずです。

ちなみに男女とも全国1位に名乗りをあげたのは長野県です。長野県は米の収穫量が少ないので、雑穀を比較的よく食べるという食習慣があります。また、山地に囲まれた自然環境であるため、車が使いにくいところではよく歩くなどの運動習慣もあります。それらに加え、公衆衛生や肥満対策にも熱心に取り組んでいる……といったことが、1位になれた理由なのかもしれません。

長寿大国ニッポンの本当の姿とは

また、こんなショッキングなデータもあります。

2012年、厚生労働省が新たに日本人の「健康寿命」を発表しました。健康寿命とはもともとはWHO（世界保健機関）が2000年に定義した言葉ですが、日本では2010年の統計で男性70・42歳、女性は73・62歳と発表されたのです（発表は2012年6月）。

この「健康寿命」。平均寿命とどこが違うか、おわかりですか？

健康寿命とは、寝たきりや認知症などによる介護が必要なく、日常生活を支障なく生きていられる寿命のことです。

いまの日本の平均寿命は男性79・59歳、女性は86・35歳。平均寿命から健康寿命を引いた期間が「不健康で過ごす期間」ということを考えると、男性は約9年間、女性は約13年間も不健康で過ごす、といえるでしょう。『健康寿命』（辻一郎著　麦秋社）によると、平

日本の高齢者は寝たきり率も高い！

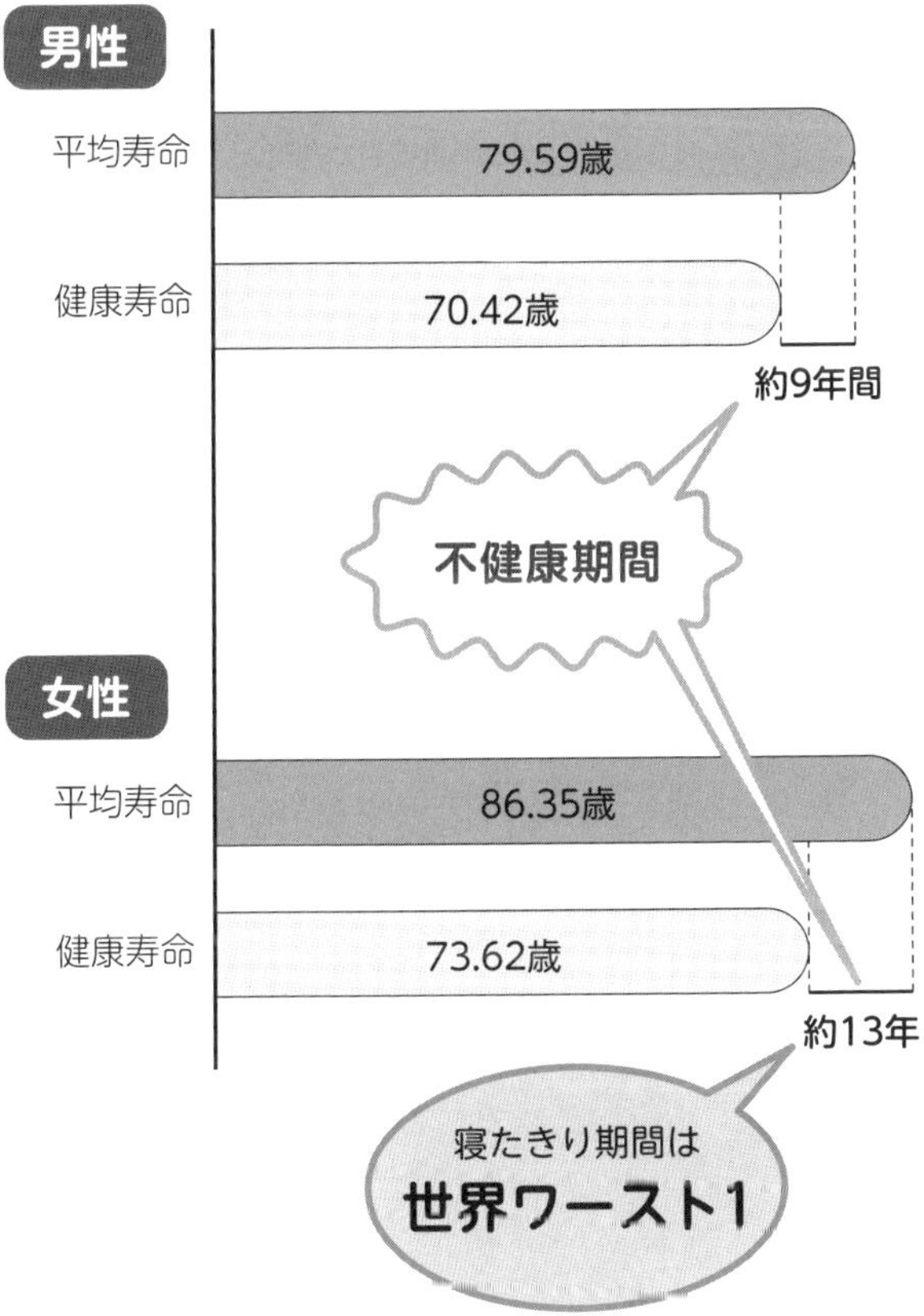

均寿命は長いものの、じつは高齢男性の認知症の期間が世界で最も長かったり、**女性は寝たきり期間世界一だったりという不名誉な記録も獲得している**のです。

長寿ホルモン「アディポネクチン」のがん予防効果

いくら平均寿命が長くても、病気を患《わずら》ったり、寝たきりになってしまったりでは意味がありませんよね。「はじめに」でも申し上げたように、これからは「人生の質をあげる」「死ぬまで健康に生きる」ということを意識すべきです。

そのために必要なこと、それは「太らない」ことです。最近太ることで減ってしまう〝あるホルモン〟が、病気や寿命に関わっていることがわかってきたのです。

そのホルモンこそ、別名・**長寿ホルモンとも呼ばれる「アディポネクチン」**です。

アディポネクチンや女性ホルモンといった体内にあるホルモンは、それ自体では働きません。体内の〝ある特定の部分〟から分泌されて、血液によって全身に運ばれていき、働くべきところのホルモン受容体（受け皿）にピタッとはまったときに働きだします。

カギとカギ穴のような関係をイメージしてもらうとわかりやすいでしょうか。アディポネクチンをカギだとすると、カギ穴であるアディポネクチン受容体を持つ筋肉、肝臓、血管などで働くしくみになっています。

今までにアディポネクチンに関する研究論文は1万を越え、アディポネクチンがもたらすさまざまなすごい作用がわかってきています。

たとえば、近年、**肥満の増加にともない脂肪肝になる人がふえていますが**、これは、血液中の中性脂肪が高くなると、肝臓に脂肪が沈着するため。アルコールを飲む、飲まないにかかわらず起こるので、非アルコール性脂肪肝炎とも呼ばれています。今まではアルコールや肝炎ウィルスが原因で肝硬変や肝臓がんになると考えられていましたが、太っているだけで肝硬変になる可能性が高いことがわかってきたのです。

しかし、体内にアディポネクチンが豊富にあると、**肝臓内の中性脂肪を減らし、炎症を抑えて肝硬変への進行を予防、肝臓がんを防いでくれます**。

肝臓がんの他にも、アディポネクチンには、抗がん剤のようにさまざまながん細胞を抑える働きがあるのではないか？　ともいわれています。特に肥満と関係がある大腸がんや、乳がん、腎臓がん、前立腺がん、膵臓がんなどの予防効果が期待されています。

脂肪を燃焼させる、動脈硬化を治す、血糖値を下げる…

またアディポネクチンには、筋肉の受容体にくっつくと**脂肪を燃焼させ、運動をしたのと同じ働き**をしたり、血管の壁にくっついて**動脈硬化を起こしているところを治してしまう**、といった働きもあります。

なかでも注目すべきなのは、筋肉や肝臓で**インスリンの働きを助け、血糖値を下げる働きがある**ことでしょう。この働きにより万病の元といわれる糖尿病を予防したり、糖尿病の悪化を防いだりしてくれることがわかっています。

このようにがん、動脈硬化による心筋梗塞や脳卒中、糖尿病などを予防する働きのほかにも、高血圧、高脂血症やメタボリックシンドロームを改善するという研究発表がなされています。

そんなすごい作用を持つアディポネクチンの値が高いほど長生きなのは、当然なのかもしれません。

体内のアディポネクチン量は、血液検査で測ることができます。血中濃度が5～10μg／ml（マイクログラム・パー・ミリリットル）を平均値とすると、**長寿の人たちはその倍以上！**　20μg／mlもあるというデータもあがっています。

私のクリニックでも1425名の方のアディポネクチンを測定しました。アディポネクチンの値は30歳～70歳くらいまではほぼ変わりませんでしたが、それ以降の高齢者になると、急に高くなります。70歳くらいまではほぼ一定なのが、75歳を超えると急に高くなる。つまり、健康寿命を越え、**75歳以上でも元気で生きている人はアディポネクチン値が高い、**ということです。そのため、糖尿病をはじめ、さまざまな病気に罹《かか》らなかったと考えられるのです。

マウスによる実験でも、遺伝子操作でアディポネクチンを意図的に増やしたマウスは1・3倍も長生きするという結果が得られています。簡単にいってしまうと、アディポネクチンの値が高い人はいろいろな病気から守られるため、長生きするということです。アディポネクチンが「長寿ホルモン」といわれる理由がおわかりいただけるのではないでしょうか。

脂肪から作られるのに、脂肪が多いと減ってしまう不思議

アディポネクチンは「ある特定のところから分泌される」とお伝えしましたが、ではいったいどこで作られるのでしょうか？

それは不思議なことに**「脂肪細胞」**なのです。

「えっ、じゃ太って脂肪が多い人のほうが有利なのでは？」と思う方が多いかもしれません。ところがここがアディポネクチンの面白いところで、**脂肪細胞から分泌されるのに、太って脂肪がふえるとアディポネクチンは減ってしまうという特性があります。**

太る、というのは、脂肪細胞の数が増えるというよりも「脂肪細胞が膨らんで大きくな

体内の脂肪細胞とアディポネクチンの関係

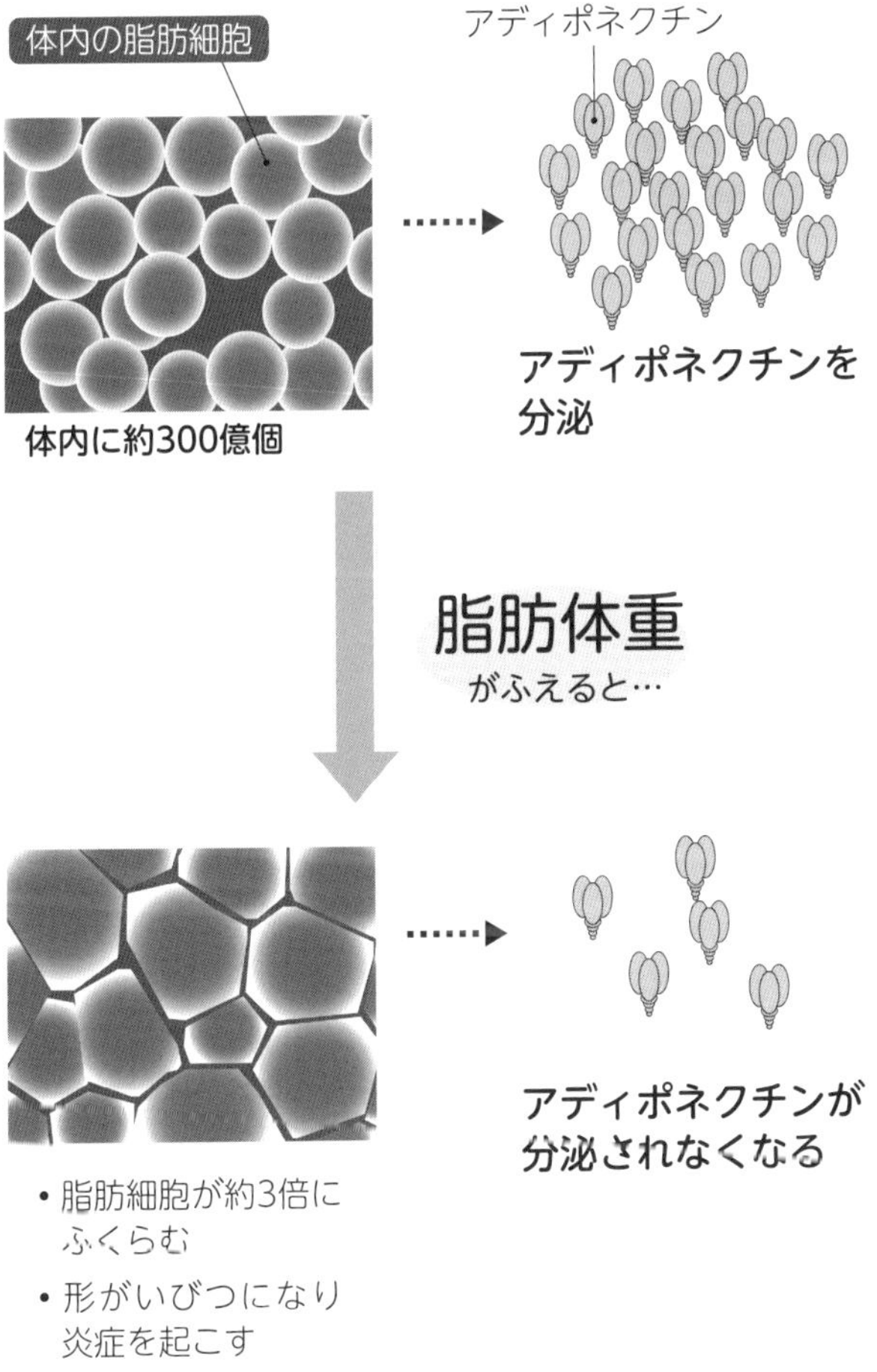

る」ということです。脂肪はバターやラードのようなものではなく、体内では小さな袋の中に入って集まっている状態になっています。

ちょうど、スジコのような組織だとイメージしてください。このスジコの一粒一粒が、一つの脂肪細胞です。

脂肪細胞は、3倍くらいの大きさに膨張することが可能なので、この中にいくらでも脂肪をためこむことができるのです。

脂肪細胞は体内に300億個ありますが、これがブクブク大きくなりだしたら、大変です。満員電車のように、細胞同士がギューギューづめになり、形もいびつに変形してきます。きれいな脂肪細胞は丸いのですが、それらが五角形のような形に変形し、炎症を起こしてしまいます。

すると、**炎症細胞（マクロファージ）が寄ってきて悪玉物質を出し、アディポネクチンの分泌を減らしてしまう**のです。病気にならないために太ってはいけない理由はここにあります。

つまり太って脂肪細胞が膨らむと、せっかく動脈硬化を治したり、血糖を下げたり、脂

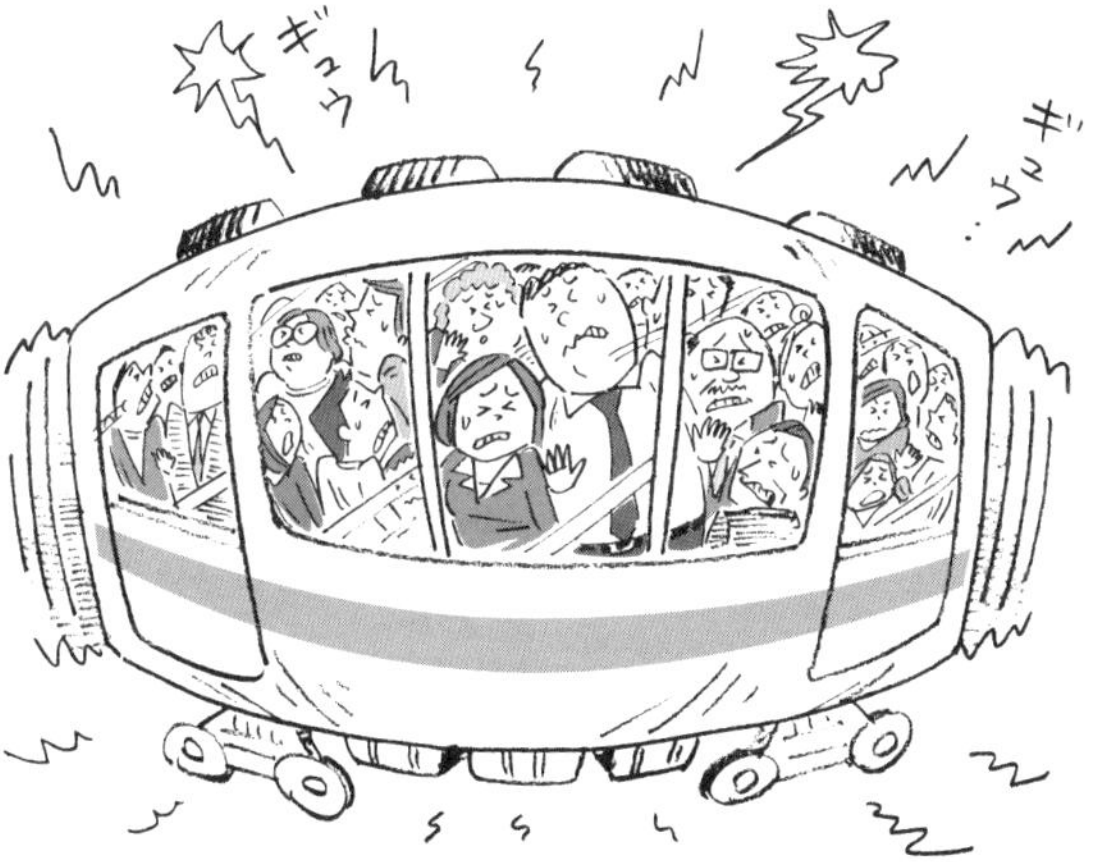

ふくらんだ脂肪細胞はまさに満員電車のような状態

肪を燃焼させたりと頑張っていたアディポネクチンが減ってしまうので、それが病気へとつながっていくというのは、火を見るより明らかではないでしょうか。

このことは、太ってアディポネクチンの値が低い人は、75歳まで健康でいられるのが難しいかもしれないということを意味しています。

アディポネクチンの値を上げる努力をしていないと、厚生労働省の発表通り、健康寿命は70歳前後になってしまうというわけです。

アディポネクチンが減ると引き起こされる病気の数々

さて、いいことをいっぱいやってくれるアディポネクチンですが、太ってアディポネクチンの値が低くなると、どんなことが起きてくるのでしょうか。

アディポネクチンの働きと逆のことを考えてみれば簡単です。

筋肉や肝臓でインスリンの働きを助けて糖の代謝を活発にしたり、脂肪を燃焼させる働きがあるということは、つまり裏を返せばアディポネクチンが低くなると糖や脂肪の代謝が悪くなるということです。すると、血糖や中性脂肪が上がったり、善玉（ＨＤＬ）コレステロールが下がったりしてしまいます。

また、血管では血管をゆるめ、血圧を下げたり、動脈硬化を改善したりしているので、アディポネクチンが働かなくなると動脈硬化や高血圧になる、ということです。

さて、何かにお気づきではないでしょうか？

太る→アディポネクチンが減る→血糖値、中性脂肪、血圧が上がる……もうわかりまし

アディポネクチン減少が招く病気

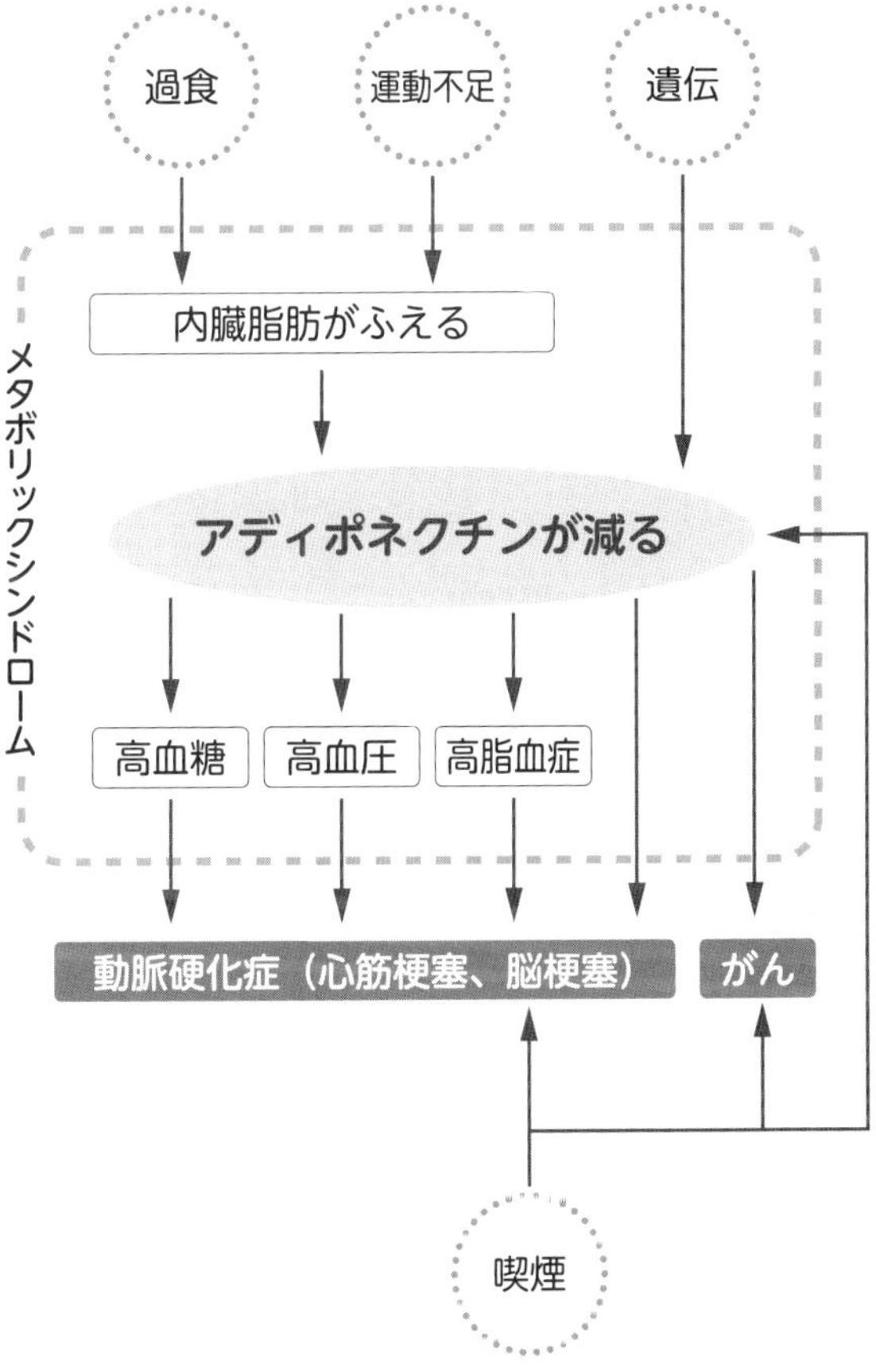

たか？　そうです、メタボリックシンドロームの問題点そのものですよね。

メタボでアディポネクチンが減ると、血糖、中性脂肪、血圧が上がって動脈硬化が起きます……そして動脈硬化を予防、改善するアディポネクチンが少ないため、動脈硬化はさらに加速……という負のスパイラルが始まってしまうのです！

アディポネクチンが低いと、糖尿病の発症率が3倍も高くなります。さらに、**アディポネクチンの低い人は動脈硬化によって起こる脳梗塞や心筋梗塞の発症率も2～3倍**という研究結果が出ています。しかも再発率も高いため、悪化しやすいという問題もあるのです。

また、肥満は、大腸がん、食道がん、膵《すい》臓がん、前立腺がん、更年期以降の乳がんなどの原因の一つと指摘されていました。アディポネクチンの値が低い人も乳がん、大腸がん、前立腺がんの発症率が高いというデータも出ていますから、肥満とがん、アディポネクチンは切っても切れない関係にあるといってもいいでしょう。

あなたのアディポネクチン量は多いか、少ないか？

さて、ご自分のアディポネクチンの値が高いか、低いか、気になりだした方もいらっしゃるかもしれません。通常、体内のアディポネクチン量は血液検査をして測定しますが、二つの目安で大まかな現状を知ることもできます。

まず一つ目は**「脂肪体重」**です。

男性なら20歳、女性なら18歳の頃の体重を覚えているでしょうか？

「脂肪体重」とは、男性なら20歳、女性なら18歳以降にふえた体重のことです。たとえば、20歳のときに68キロだった男性が、35歳になった現在75キロの体重があるとします。この場合、増加した「7キロ分」が脂肪体重になります。

なぜ20歳、18歳の体重が基準になるのかといえば、骨や筋肉、その他の体の機能はほぼこの頃までに完成するので、この頃の体重がその人にとって無駄のない最も適正な体重と考えられるからです。

その後、普通に生活をしていてふえた体重は、ほとんどが脂肪の重さです。だから、私はこのふえた分を「脂肪体重」と呼んでいます。私のクリニックのデータでは、脂肪体重が男性は10キロ、女性は8キロふえると、アディポネクチンの値が平均以下になることがわかりました。脂肪体重がふえると、内臓に脂肪がつくからです。

とくに男性は30代から脂肪体重がふえれば、確実に内臓脂肪がふえています。女性はちょっと事情が違い（理由は後ほどご紹介します）、内臓脂肪がふえるのは更年期以降ですが、とはいえ脂肪体重がふえるような生活をしていれば、将来、内臓脂肪がふえるのは確実です。また、脂肪体重がふえれば、当然美容にもよくありません。脂肪体重が5キロ以上ふえた方は、要注意です。

もちろん、子どもの頃から肥満児だった、とか20歳の頃に拒食症で極端にやせていたというような場合は別です。今お話ししたのは、健康に暮らしてきた人の場合です。

ウエストサイズが身長の半分になった人は要注意

もう一つの基準は、**「ウエストが太くなったかどうか」**です。

私のクリニックの調査でも、女性ではウエスト78センチ、男性ではウエスト85センチを超えるとアディポネクチンの数値が平均より低くなっていました。

なぜ、ウエストかといいますと、内臓脂肪がふえると、ウエストに現れるからです。ウエストが太くなるのが内臓に脂肪がついた証拠なのです。

メタボ健診では、一律に男性のウエスト85センチ以上、女性のウエスト90センチ以上になるとメタボリック症候群だと診断されますが、私はこの基準を見直したほうがいいのではないかと思っています。

女性のウエストが90センチ以上の場合、すでにアディポネクチンがかなり少なくなっていると思われます。

また、身長が190センチの人と150センチの人で、ウエストの基準が同じというのもおかしな話です。

私のクリニックでアディポネクチンの値とウエストの関係を調べてみたところ、ウエストが身長の半分以上になると、アディポネクチンの値が平均以下に低くなっていることがわかりました。ウエストがメタボ健診の基準以下でも、身長の半分以上ある方は要注意なのです。

アディポネクチンの値を高く維持する体型の3大特徴をまとめておくと、

●**やせ型である**

●**筋肉質でウエストがしぼられている**

（運動している人ほど、アディポネクチンの値が高いというデータもあります）

●**若い頃からほとんど体重が変わっていない**

特に最後の「若い頃から体重が変わっていない」というのは、ここ数年の話ではなく、男性は20歳、女性は18歳の頃が基準になると覚えておきましょう。

アディポネクチンの値が低い人はこんな人！

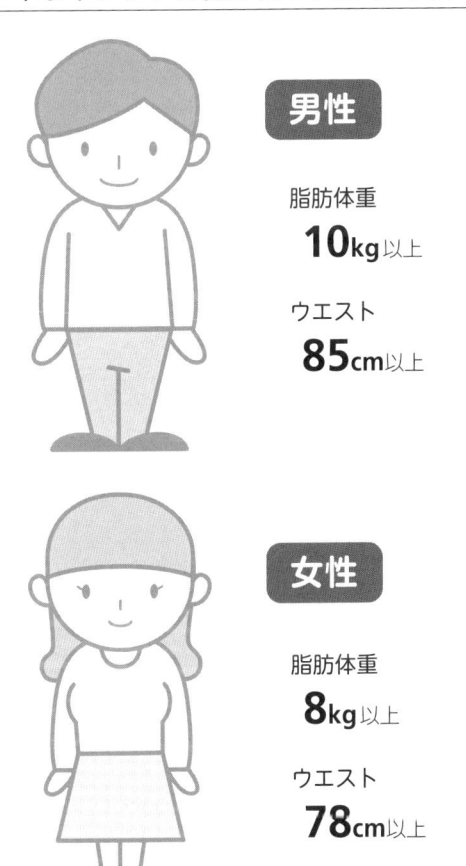

男性

脂肪体重
10kg以上

ウエスト
85cm以上

女性

脂肪体重
8kg以上

ウエスト
78cm以上

さらに…
男女ともにウエスト÷身長が0.5以上の場合も危ない

何歳からでもふやせるアディポネクチン

現時点でアディポネクチンの量が平均より低かったとしても、内臓脂肪さえ減らせば、ふやすことは可能です。

遺伝的にアディポネクチンが多い体質というのもあります。長寿家系の方などはまさにこの典型で、生まれつきアディポネクチンの値が高いようです。

ただ、どんなに長寿の家系でも暴飲暴食、タバコや運動不足など生活習慣がめちゃくちゃで病気になる人はいっぱいいます。家系は体質の基本的な素地にはなりますが、環境因子の大きさにはかないません。家系に甘えていてはいけないのです。

逆にやせ型でも、もともとアディポネクチンが少ない人もいます。しかしそんな方でもふやす方法はあります。食事の内容や食べ方、運動などでふやすことが可能なので、努力のしがいがあるというものです。

基本的には**脂肪体重を減らせば、どんな人でもアディポネクチンをふやすことはできます。**

平均寿命や健康寿命をみてもおわかりのように、男性と女性を比較すると、女性の方が長生きですよね。

そうです、ご想像の通り、アディポネクチンの値が高いのは女性のほうです。

私のクリニックでのデータでは、男女１４２５人（男性８４５人、女性５８０人）で、男性の平均が８・５、女性は12・５でした。これを比較してみると、**女性は男性の１・５倍**（！）もあります。女性は生命の危険をともなう、妊娠、出産という大切な役目があるので、病気にならないように、アディポネクチンで保護されているのではないでしょうか。

とはいえ、そんな女性でも内臓脂肪をふやす生活習慣を続けていれば、間違いなくアディポネクチンの量は減ります。特に、あまり体型に神経がいかなくなる頃は要注意！結婚もして子どももいて……となると本気でやせようという動機の部分がどうしても弱くなってくるのでしょう。

また、育児や仕事、家事に忙しくしていると、なかなか自分のダイエットはあとまわしになりがち、というのが、私が患者さんたちと接していて感じることです。キレイになりたい、オシャレをしたい、という気持ちは若い女性に強いので、日本の女性は35歳まではやせ型が多いのですが、それ以降徐々に脂肪がついてきます。

若い頃は女性ホルモンの影響で、太っても内臓脂肪より皮下脂肪がふえるのでアディポネクチンは減りにくいのですが、**50歳以上の更年期になって女性ホルモンが減ってくると、男性同様に内臓脂肪型の肥満がふえてきます。**するとアディポネクチンも減り、病気になりやすくなってしまいます。

ちなみに男性は女性ホルモンとは無関係なので、運動量が減ってくると（特に30代以上）内臓脂肪がふえやすくなりますので、注意が必要です。

アディポネクチンをふやすには、「脂肪体重」を減らすこと

さて、「20歳（18歳）の頃と比べるとかなり太っている…」「やせないとまずいかも」と思い始めてきたのではないでしょうか。

だとしても、とりあえずサウナにでも行って汗をかいて体重をしぼろう……などと考え

たりしてはいけません。

確かに、サウナに行けば、一回で1～2kgも体重が減ると喜んでいる人がいるように、手っとり早く体重が減りますから、苦労せずにやせたと思ってつい嬉しくなります。

しかし、残念ですが、これはやせたのではなく、脱水になっているだけなのです。汗を大量にかくサウナの後では、必ずのどが渇きますから、水をたくさん飲むことになるでしょう。そのとき、もう一度体重を計ってみてください。さっき減ったはずの体重は、また、元通りになっているはずです（だからといって、元に戻るのがイヤだからと、水を飲まずにガマンなどしないでくださいね。へたをすれば、脱水症状を起こして、危険ですから）。

やせるということは、さきほども述べたように、脂肪が燃焼して脂肪体重が減るということですから、この**脂肪体重以外の部分が何kg減ろうと、やせたことにはなりません**。

というよりむしろ、脂肪体重以外が減って戻らないということは、体にとって危険な場合が多いのです。

たとえば、水分が減って戻らなければそれは脱水状態ですし、筋肉が減って戻らなければば、激やせなどによる栄養失調、あるいは糖尿病やガンなどの病気ということが考えられます。体重のうち、減ってもよいのは脂肪体重だけなのです。

人の体重は、一日中変わらず固定したものではありません。取り入れたもの、出ていったものの量で刻一刻と変化し、1日のうちでも1～2kgくらいは平気で上下します。

といっても、この1～2kgというのは、水分の出し入れであることがほとんどなので、脂肪の増減とはあまり関係がありません。ですから、この程度では一喜一憂しても仕方ないでしょう。

脂肪体重を減らすためには、脂肪をエネルギーとして使ってしまうことが必要です。その方法は、①…**食べる量を減らす** ②…**運動量を増やす** ③…①＋②です。

脂肪1kgが燃焼するには、食べたカロリーから使ったカロリーを引いて、約7000kcalのマイナスにならなければいけません。

これを運動だけで消費しようと思ったらけっこう大変です。ジョギングを30分もやって、たったの250kcal。毎日続けても約1カ月かかってしまいます。

しかし、ポテトチップ一袋は、約550kcal。毎日一袋食べていた人は、それをやめただ

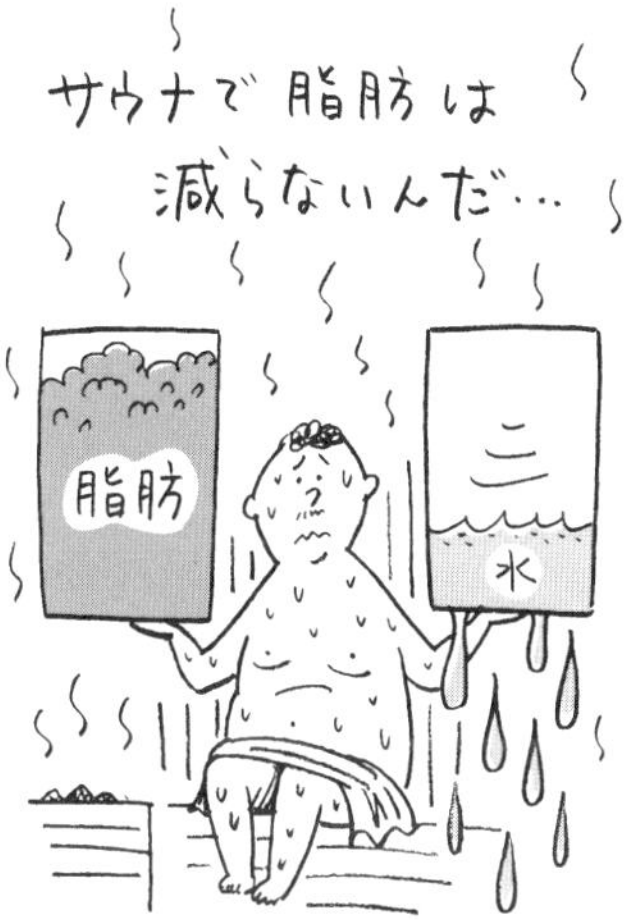

けで12日で1kgやせます。これに「早足で30分歩く」（125kcal）を加えれば、さらに3日は早くやせられます。意外にカンタンだと思いませんか？

やせるのに体重やBMI値はあまり参考にならない

「脂肪体重」を落とすべき減量の目安にする理由は他にもあります。

　ダイエット中、多くの人は体重を減らすことを目標に励みます。ですが、そのやせ方は効果的ではありません。**「かくれ肥満」という最も病気に直結しやすい太り方を見逃す危**

険性があるからです。

人間の体は水分が50～60％、筋肉15～20％、残りの15～25％が脂肪の割合で構成されています。

水分がふえて、体重が増加しても、それは「むくみ」であり、太ったわけではありません。体の中の水分量は一定に保たれるように調節されていますから、もし、水分がふえ続けるようなら、心臓か腎臓などの病気が疑われます。

次に筋肉は質量が重いため、同じ体型に見えても筋肉が多い人のほうが体重は重くなります。たとえば、柔道やラグビーの選手は体重があり太っているように見えますが、そのほとんどは筋肉で、脂肪は多くありません。体重が重い＝肥満ではないのです。

つまり、落とすべき余分な脂肪の目安は、現在の体重ではなく、若い頃からどのくらいふえたかによるのです。特に特別な運動をしていなければ、筋肉は年とともに減るので、20歳の頃から体重が５kgふえたとすると、筋肉が減った分、脂肪が増えているので、脂肪は約７kgついたことになります。だから体重の変化＝脂肪体重が減量の目安になるのです。

じつはいちばん危ない、〝かくれ肥満〟

次に「体脂肪率」を目安にするのはどうでしょうか。

体脂肪率が女性で30％、男性で25％を超えると、生活習慣病を引き起こしやすくなるといわれています。

じつは**一番危ないのが、「外見はそれほど太ってないにもかかわらず、体の中には肥満者と同じくらい体脂肪がついている」かくれ肥満のタイプ**です。普通の肥満者は外見からも太っていることがわかるため、本人にも自覚があり、メタボ健診でも指摘を受けて生活習慣に気をつけるようにします。

これに反し、見た目が太っていないかくれ肥満は、自分だけは大丈夫と思いがちです。他人から指摘されることもないので、知らない間に生活習慣病を進行させてしまう危険性があります。ですから、体脂肪率を目安にするやせ方は、ある意味正しいといえるでしょう。

ただし、脂肪には内臓脂肪と皮下脂肪があり、体脂肪はこの2つ合算で計測されます。もともと皮下脂肪の多い人は、30歳からの**ダイエットで減らすべきは内臓脂肪にもかかわらず、どちらの脂肪か判断しにくい**という可能性があります。

では、脂肪体重だとどうでしょう。

内臓脂肪は男性は30歳、女性は更年期以降につく傾向があるので、20歳（18歳）以降についた脂肪である「脂肪体重」は、ほぼそのまま内臓脂肪だといえます。ですから、「脂肪体重」を減らせば、内臓脂肪を減らすことにつながりますし、かくれ肥満や、メタボ健診でパスする人も、脂肪体重で考えればごまかしがききません。ふえた体重＝ムダな体重、とくに男性はそのまま内臓脂肪であることが多いので、それを減らす意味があるということです。

更年期前の女性も、更年期以降は脂肪の分布が内臓脂肪にシフトするので、美容のためだけではなく、脂肪体重を減らす準備をしておくことが大切です。

やせない人は一人もいない！

私は、これまで肥満治療のため、たくさんの患者さんに接してきました。

やせる動機やきっかけはさまざまですが、それでもいまだに肥満は遺伝や体質だと思い込んでいる方もいます。遺伝や体質だから自分の努力はなかなか報われないのだ、となかばあきらめている方もいるのです。

しかし、医師として断言しますが、今までやせなかったのは体質のせいでも、遺伝のせいでもありません。

まず、**人間が太る理由・やせない理由はただ一つ、「取り入れたエネルギーが使ったエネルギーより大きかったから」**。これだけです。

現在まで肥満に関する遺伝子は約50種類ほど見つかっていて、遺伝子の組み合わせにより、人より太りやすい体質があるのは事実です。しかし、肥満に対するその影響力は3割程度、あとの7割は環境因子であるといわれています。つまり、まったく無関係ではないものの、**遺伝要素を持った人がすべて太るわけではない**のです。

環境因子とは、食事の内容や食べ方、運動が好きか嫌いか、間食をどの程度とるか、といった行動や生活習慣です。家族であれば、当然環境は同じものですから、遺伝かどうかという以前に、平等に太りやすい環境にあるでしょう。

しかし、何より肝心なことは、親兄弟が何人太っていようが、正しいダイエットを続ければ、誰でも必ずやせてきます。遺伝的に太りやすい体質の人でも、たった300kcal（ケーキ1個分）の差でしかないのです。

体重が100kgをゆうに超え、ウエストが1mを上回る人でも、大丈夫、必ずやせます。太り過ぎてやせなくなるということも、長年太っていたから脂肪が頑固にかたまって落ちにくいなどということも決してありません。誰でも、安全に、リバウンドなしでやせられるのです。

太った親から生まれた子供はやっぱり太るのか？

　太った親から生まれたすべての子供が太るわけではありませんし、やせた両親と太った子供たち、という家族だっています。では、いったいどうして、こういったことが起きるのでしょうか。

　太った親子を見ていると、食べ方や行動様式に大きな共通点があることがわかります。たとえば**朝食抜き、早食い、大食い、運動嫌い、間食が多い、油っこいものや甘いものが好き、野菜嫌い**、といったことです。

　行動様式は遺伝ではなく、親の行動を見て身につくものですから、太った親のもとに育つうちに、太りやすい行動様式を身につけてしまった、という場合が多いのです。

　また、母親が太っているとなおのこと、自分の好みの濃い味つけや油っこい料理をたくさん子供たちに食べさせたり、家の中には、お菓子がいっぱい置いてあるので、それはそのまま太りやすい生活環境を強いていることになります。

ただ、子供のころ（思春期前）に太ってしまった人は、遺伝体質ということは抜きにしても要注意。あなたの脂肪細胞は人より数がふえてしまっているかもしれません。

脂肪細胞の数は、成長期までに決定し、一度数が決まればほとんど一生変わりません（ただし、成人でも非常に太ると数がふえてきます）。

問題なのは、成長期までに太ってしまうと、脂肪細胞の数がふえてしまうということなのです。

一度ふえてしまった脂肪細胞の数は減ることがないため、成長期までに太ってしまった人は成長期に太っていなかった人にくらべて、脂肪を蓄える能力が大きく、人よりも太りやすいことになってしまいます。ということは、思春期以前に太っていた人の場合、減らさなければならない脂肪の量が人よりも多いことになりますから、やせるときも、少し時間がかかるというわけです。

しかし、だからといって人の何倍も時間がかかるわけではありませんから、ご安心を。

糖質制限、カロリー制限…脂肪体重を減らす救世主とは

さまざまなダイエット方法がありますが、「脂肪体重」を減らすにはどの方法が一番よいのでしょうか。

たとえば、最近、糖質（ご飯、パン、麺類、イモ、菓子、フルーツなど）を食べないようにする糖質制限食が話題になっています。以前のダイエットは、食事全体のカロリーを減らしていくカロリー制限を基本にしたものが主流でした。

糖質制限食はカロリー制限をしないため、ともすると「肉をいっぱい食べられる」とたんぱく質や脂肪の摂取が過剰になったりします。ですから、長期間、厳密にやろうと思うとそのデメリットも見逃せません。

実際、**長期間の厳しい糖質制限食にはがんや心臓血管病が増えるというデータもある**のです。腎臓の悪い人にはたんぱく質の摂取量が多くなるのはよくありませんし、動物性脂肪のとりすぎはコレステロール値を高めます。

また、甘いものが好きな人が糖質制限食をしようと思うと、ストレスがたまって挫折しかねません。男性は米飯や麺類が好きな方も多いですし、日本人はもともと米文化の民族ですから、炭水化物を制限しすぎるのは、長続きしないのではないでしょうか。しかし、糖質制限を支持する人は、「稲作は弥生時代以降で、もともと縄文時代は米文化がなかった」と言う人もいます。

とはいえ、私は**糖質制限食を否定するつもりはありません**。

糖尿病の人にとっては、糖質制限食は血糖のコントロールがよくなるというメリットもあるからです。

また、大食いの人やアルコール好きの人は、カロリーばかり気にすることがストレスになりますから、単純に「炭水化物を食べないほうがいい」というほうがわかりやすいし、取り組みやすいということもあります。

短期間でやせようと思ったときにはカロリー制限食より効果がある場合が多いというのも事実です。

糖質制限やカロリー制限だけでなく、古今東西、様々な人がそれぞれの理論でダイエット法を提唱しています。

それは、食事を記録するというダイエット法（ちなみにうちのクリニックでは開業当時から患者さんには食事日記をつけてもらっていて、そのダイエット効果は実証済みです）だったり、1日1食だけ好きなものを食べる快食ダイエット、朝食抜きダイエット、油抜きダイエット、食事の順番でやせる、骨盤を意識して運動する……などなど、その方法もいろいろなやり方があります。

肥満の専門医という立場からこんなことを言うのもなんですが……**自分に合ったやり方なら、健康を害さなければどれでもいい**のだと私は考えています。自分に合ったやり方なら、長続きするからです。糖質制限にしろ、カロリー制限にしろ、厳し過ぎれば継続することは困難になるでしょう。

要は、どんな方法にもメリットデメリット、一長一短がありますので、そこをきちんと見極めて自分に合ったダイエット法を見つけるのが、脂肪体重を減らす一番の近道だと思います。

自分に合ったダイエット方法を見つけることが、やせる近道

本書では、チェックテストで自分の太る原因を知り、その人ごとに最適な方法をアドバイスしていきます。いわば「**原因究明ダイエット**」です。

「太る原因（タイプ）」は、この本でご紹介するようにいくつかのパターンがあります。本書はカンタンな自己チェックで、あなたの真実の肥満の原因（タイプ）がわかり、そのタイプに合ったダイエット法がわかるようになっています。

正しいダイエットには、絶食も、過激な運動も、特殊な薬や食品も必要ありません。人間は、「食べたカロリーより、消費したカロリーが多い」状態であれば、決して太らないのです。

太ったことには必ずそれなりの理由があり、そのほとんどが生活習慣にあります。それを見つけだし、直していけば、自動的に肥満もストップする。実にカンタンです。

アディポネクチンをふやすやせ方とは、「からだのしくみ」をちゃんと理解し、無理な

く健康的に脂肪体重だけを減らすことです。

次のチェックテストで、自分に合った脂肪体重の減らし方を見つけてください。これは今まで私が、１０００人以上の患者さんにとったアンケートを基にしています。自分が太った原因を知って、ダイエットの第一歩を踏み出しましょう。

○か×で答えてください

⑱ アルコールをよく飲む	□
⑲ 甘いものが大好き	□
⑳ 油っこいものが好き	□
㉑ 野菜、海藻類が不足している	□
㉒ ファストフードやインスタント食品をよく食べる	□
㉓ イライラすると食べてしまう	□
㉔ 料理が残ると、もったいないのでつい食べてしまう	□
㉕ 食べものをもらうとつい食べてしまう	□
㉖ 運動が嫌い	□
㉗ 車を使うことが多い	□
㉘ 退屈になると食べる	□
㉙ ジュース、コーラ、缶コーヒーをよく飲む	□
㉚ 食べすぎを人から注意されることがある	□
㉛ お腹がいっぱいでも好きなものなら入る	□
㉜ 食事に誘われると断れない	□
㉝ 「今日は特別」などの理由をつけて食べることが多い	□
㉞ 「食べすぎ」ているよりも、「運動不足」になっている	□

太る原因がわかる自己チェック

〇か×で答えてください

① 朝食をとらないことが多い □

② １日２食になることが多い □

③ 夜寝る前に食べることが多い □

④ つい早食いになってしまう □

⑤ あまり噛まずに食べる □

⑥ テレビや新聞を見ながら食べることが多い □

⑦ 一度にたくさん食べることが多い □

⑧ 気持ちが悪くなるほどいっぱい食べることがある □

⑨ スナック菓子を無意識に一袋食べてしまう □

⑩ たくさん食べた後で後悔する □

⑪ 食事の時間が不規則だ □

⑫ お腹いっぱいになるまで食べないと気がすまない □

⑬ 人が食べているのを見るとつられて食べてしまう □

⑭ おやつを食べる習慣がある □

⑮ お菓子を見ると、満腹でもつい手が出てしまう □

⑯ 食後にデザートを食べる □

⑰ 外食が多い □

あなたが太って、やせられない理由がわかった！

いかがでしたか？

○をつけた番号を見てください。これであなたの太っている原因（肥満タイプ）がわかるのです。

中にはほとんどに○がついてしまった人もいらっしゃるのではないでしょうか？　その人は、複数のタイプを併せ持っています。これは珍しいことではなく、普通は、一つのタイプだけにあてはまるということのほうがむしろまれで、ほとんどの人は、２つ以上、多い人では全部のタイプを持っているものなのです。

太るということには、実にさまざまな要因が複雑にからみあっているからです。

複数のタイプにあてはまったら、それぞれの項目すべてを読んでください。そのうえで、できる方法から少しずつダイエットを実行してください。

そのタイプの番号のすべてには○がつかなくても、２個以上○がついたら、そのタイプにあてはまることになります。複数のタイプにあてはまる人は、そのすべての対処法を読んでください。

①・②・③・⑦・⑪・⑭・⑯・⑰に○がついたら

「太りやすい食習慣」が問題

あなたの食事の落とし穴を、要チェック!!（詳しくは69ページから）

⑧・⑩・⑫・㉚・㉛に○がついたら

「満腹感のマヒ」が問題

お腹がいっぱいなのに食べてしまいがちな人。少なくありません……（詳しくは101ページから）

⑬・⑮・㉓・㉔・㉕・㉘に○がついたら

「ニセの空腹感」が問題

このタイプにあてはまる人は、食べることと食欲の関係に、他の人と違う特徴があるようです。その違いがなぜ太ることに結びつくのでしょう？（詳しくは121ページから）

⑱・⑲・⑳・㉑・㉒・㉙に○がついたら

「食べ物の好み」が問題

どんな味つけ、どんな素材の、どんな料理が好きですか？（詳しくは147ページから）

㉖・㉗・㉞に○がついたら

「運動不足」が問題

ダイエットにキツい運動は必要ありません！（詳しくは171ページから）

④・⑤・⑥・⑨・㉜・㉝に○がついたら

「食べ方」が問題

このタイプの人は買い物の方法や交友関係にも、太る原因がありそうです（詳しくは189ページから）

ダイエット中はここに注意1

「停滞期」とうまく付き合う

ダイエットを始めてしばらくすると、すべての人が一時的に体重が減らなくなります。**ダイエットには停滞期がある**のです。この時期に「せっかくの努力が報われない」とがっかりして、ダイエットをやめてしまう人が多いのですが、やめないでくださいね。

ダイエットを始めると、食事の量が減るので、体重は今までためていた脂肪をエネルギーとして使い始め、やせてきます。

しかし、しばらくすると体は、それ以上体脂肪を使わずにすむように頑張り始めます。つまり、**さまざまな機能を少ないエネルギーで動かすように省エネルギー化をはかる**のです。そうなれば、体重の減少は一時止まりますから、これが停滞期として私たちの目に映るわけです。

しかし、いくらやりくりしても限界はあります。やはり貯金（体脂肪）を使わないとやっていけないと悟った体は、再び体脂肪を使い始め、体重はまた下降していきます。目標体重に到達するまでには、何度もこういうことが起こります。**停滞期はだいたい1〜2週間続きます**。

こういったことを知っていれば、誤ったダイエットで挫折したり、停滞期にイライラしたりせず、マイペースでダイエットを続けられるでしょう。

停滞期は次に体重が減るまでの準備期間と考えてください。

ダイエット中はここに注意②
内臓脂肪をふやしてしまう、危険なリバウンド

めでたく目標達成したダイエット成功者たちは、今までのストレスからどっと解放され、つい食事の量がふえてしまいます。

ダイエット中、飢餓状態だった体は、少ないカロリーでもやっていけるように省エネルギー化されているので、ここで会ったが100年目とばかり、体内に入ってきた栄養を消費せず、脂肪にして蓄えようとします。脂肪こそは、再び飢餓状態（ダイエットのことを、

体はこう思っているでしょう）がやってきたとき、生命を維持するために最も役に立つエネルギーの貯蔵庫なのです。

こうして、やせてご機嫌な気分になっている間に、体はもう二度と飢えたくないと、必死の防御を始めているわけです。それは「太りやすくなること」を意味しています。

その結果、ドカ食いをしなくてもからだは非常に栄養を吸収しやすく、ため込みやすい状態になっていますから、ダイエット前の生活に戻ると、とたんに太りだし、ダイエットで骨や筋肉が減った分、脂肪がつくので、たとえ以前と体重は変わらなくても、前よりも脂肪体重がふえてしまうのです。

だいたい、**１週間に１kg、１カ月に４kgが、脂肪体重を落とす限界**です。それ以上落とそうとすれば、必ず骨や筋肉が一緒に落ち、後がまに座るのは脂肪ですから、リバウンドしやすくなるといえます。さらに、リバウンドによる脂肪はウエストやお尻ではなく内臓周辺について、かえってアディポネクチンは減ってしまいます。

理想的なダイエットは、１カ月で１～２kg程度、脂肪体重だけを減らしていくことです。

ゆっくりやせることの利点は、正しい食べ方・運動の仕方など、やせるための生活習慣が着実に身についていくことです。これなら、一生リバウンドせずに理想の体重を維持することも夢ではありません。

これに反し、短期間でやせようと無理な食事制限をし、ダイエット終了後に、以前の太る生活習慣に戻ってしまったのでは、元の木阿弥です。だいたい、ダイエットをやめると、**7割の人が3年以内に体重を元に戻して、あるいはさらに体重をふやしてしまっています。**

肥満はがんより再発しやすいといわれています。

問題は、減量した状態をどのくらい長く維持できるか、なのです。まさに、リバウンドを制するものはダイエットを制す、です。

リバウンドは、ダイエット中には気をつけていた食事や運動が、次第に乱れたり、環境の変化や精神的ダメージなど、予期せぬきっかけから、元の太っていたころの生活習慣に戻ってしまうことから起きることがほとんどです。

ですが、リバウンドを防ぐことは難しいことではありません。その大原則は、「自分の体の状態を常に正しく知っている」ことです。

体重を毎日チェックし、少しでもふえていれば節制する。それと並行して、食事日記

（71ページ参照）をつけて、最近カロリーの高いものを頻繁に食べていないか、間食や夜食をしていないか、外食が多くなっていないかなど体重のふえた原因を確かめる。あるいは運動がおろそかになっていないかを反省する――こんなセルフチェックが働いていれば、ふえた体重が1～2kgのうちに気づきますから、減らすのはカンタン。

どうも、「ダイエットする！」と張り切っている人は、目標体重になるまでのことはあれこれと工夫したり、考えたりするのですが、目標体重になった後、それをどうやって維持するかというところまで考えている人はほとんどいないようです。

せっかく努力して減量しても、リバウンドして以前よりも脂肪体重がふえ、アディポネクチンが減ってしまったらくやしいではありませんか。やせたら決して戻らないつもりで、ダイエット計画を立てましょう。

第1章

食べてないつもりでじつは食べている!?

食習慣が原因で太った人の「脂肪体重」の落とし方

このタイプは、食事日記をつけると効果テキメン！

私のクリニックの「ダイエットコース」には実にさまざまな人が来院されますが、そのほとんどが女性です（ちなみに男性は糖尿病などの病気の治療のために、減量目的で来院されます）。この中には、**1年かけて約20kgもやせた方**もいます。

これを月にならせば約1・7kg、カロリーでいうと約1万2000kcal程度。1日に400kcalほどマイナスすればよい勘定になります。これは、脂肪体重を落とすやせ方のペースとしては、理想的です。

同じ20kgでも、一度に減らそうとすると、筋肉が落ちたり、いろいろなムリが出てきて、リバウンドもしやすくなります。

太る体質はない、と述べましたが、やせる人、そしてやせた状態を維持できる（リバウンドしない）人に共通する特徴はあります。

それは、**〝食べてもやせる〟〝ラクしてやせる〟〝短期間にやせる〟といった甘い幻想を**

食事日記の書き方の一例

時刻	献　立	めやす（具体的に）	どこで何をしながら	どんな気分で空腹感はあるか（あれば⊕、なければ⊖）	運動量（歩数）
8:30	カステラ カルピス	1切 1杯	居間 新聞をみながら	家事をひといき入れて、 のどがかわいて	
10:00	大福				
12:30	冷や麦（トマト、 しそ、キュウリ、 みょうが、ササミ、 ゴマ） こんぶ豆 なすととみょうが おひたし	一人前	居間 音楽をきく	昼寝からおきたばかり でだるい　⊖	エアロ ビクス 途中で STOP
14:00	クッキー2枚		実家 居間 母と話しながら		
18:00	ごはん みそしる（厚あげ、 ネギ） 牛ヒレカツ（チーズ） レタス かぼちゃサラダ （レーズンマヨネーズ） 青しその実 ほうれん草おひたし	一膳 一杯 一コ 1枚 1/2パック分 1/2束	居間 ニュースをみる	外の奥さん方 うるさい　⊕	
20:00	クッキー ビスケット	2枚 5枚	居間 TVをみる	思いだして たべたくなる　⊕	

持たず、計画的にダイエットにじっくり取り組むということです。

このタイプに当てはまる人は、とにかく最初に自分の食べ方のクセを見つけることです。日々食べたものを記録していく「食事日記」をつければ、それは一目瞭然にわかります。みずから書いたその記録には、自分がいくつの太りやすい悪い習慣を持っているか、はっきり描かれているでしょう。

しかし、悪い習慣がたくさんあったとしても、それらを全部いっぺんに直そうなどと思わない方がいいでしょう。長い間に身についた習慣を変えることは、わかってはいても大変なことですから。

一度に直す習慣の数は、最高3つくらいにとどめておきましょう。

毎月1~2kg減らすのと並行して、一つひとつの習慣を、着実になくしていくように努めるのです。3つ完全になくなったら、次の3つ、というように。

誤った食べ方をしていると、どうしても食べる量がふえてしまいがちです。○がついた項目のような自分の食べ方のクセがわかれば、それを少しずつ改めるようにしていきましょう。そうすれば、どんな人でもリバウンドせずにムリなくやせられます。

食べてないのに太ってしまう人にはワケがある

食べることが大好きなはずの太った人に限って、

「朝食は食べません。食べたくないんです」

とよくいいます。

別にムリをしているわけではなく、ほんとうに朝は食欲がないとのこと。でも、朝食抜きをいくら続けても、まったくやせてはいません。

しかし、よくよく話を聞いてみると、こういう人に共通することがあるのがわかりました。

それは、**「夜更かし」**です。

もちろん、遅くまで起きているだけだったら、やせこそすれ太るはずはありません。太る原因はやはり夜食です。遅くまでテレビを見たり、ゲームに熱中しながら、何も食べずに起きている人はそうはいません。太っている人ならなおさらです。こうした夜食が原因で太る人は多く、「夜食症候群」などと呼ばれています。

つまり、夜更かしするから太るのではなく、夜更かしの友として夜食を食べるから太るのです。また、夜食によく食べるものといったら、ラーメンやピザ、菓子パンなど、カンタンに食べられてしかもカロリーが高いものばかり。

連日連夜こんなことを続ければ、たちまち体はサーロインステーキのように脂身だらけになってしまいます。

そして夜遅く食べるから、朝起きたときは、胃がもたれて食欲がないのです。朝食を抜くと、昼食や夕食時はお腹がすいてまとめ食い。これではあなたの生活は、どんどん太る方向へと進んでいきます。

この**悪循環を断つには、まず夜食をやめること**。そうすれば朝お腹がペコペコで目がさめる、健全な生活に変わるはずです。

朝、目ざめたときお腹がすいていれば、朝食がおいしく食べられ、1日の好スタートを切ることができます。また、朝は時間がありませんから、いつまでもダラダラ食べたり、お菓子やお酒を手にすることもありません。多めの朝食は、昼・夕食の量を抑えてくれ、

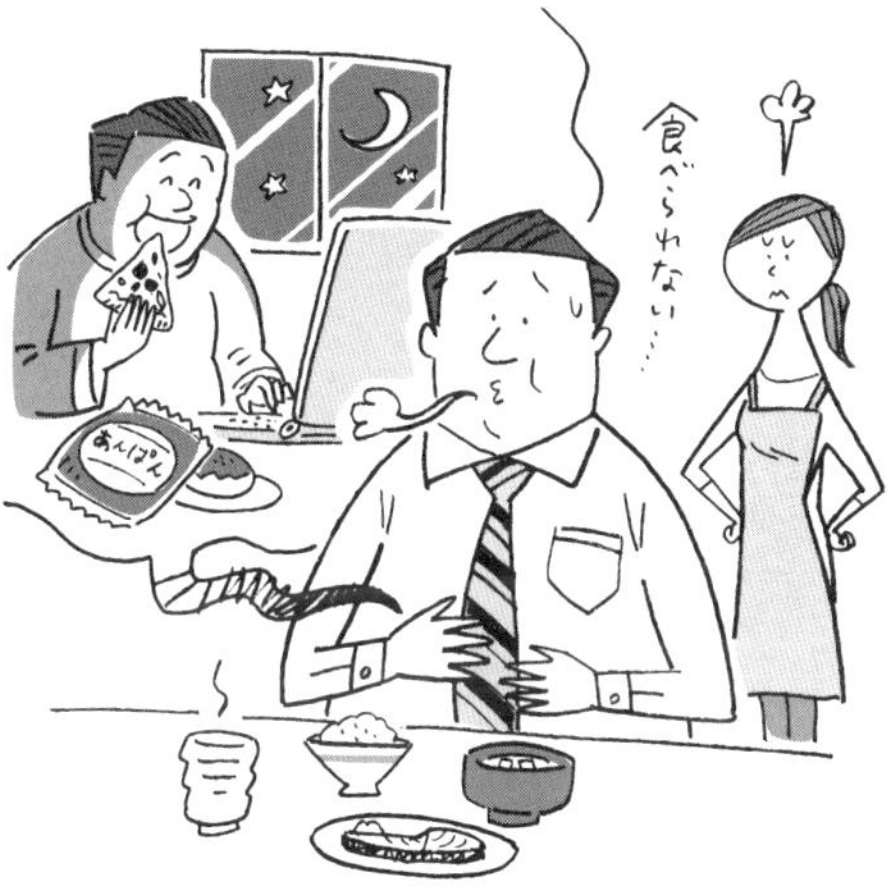

結果としてバランスのよい1日の食事がとれるわけです。朝食は、ダイエットのリズムを作ってくれるのです。

夜更かしは「時計遺伝子」の混乱を招く

夜更かしで太る最大の原因が夜食であることは前に述べました。

しかし、中には夜食をとらなくても夜更かしをして太る、という人がいます。これはどういうわけなのでしょうか。

一つには、**夜更かしすると朝寝坊のために時間がなく、朝食を食べられないと**

いう状況に陥りやすいこと。朝食を抜けば、それは必ず昼・夜の食事の量にはねかえります。食間にお腹がすいてつまみ食いもふえるでしょう。また、一食抜くことは、次の食事での脂肪合成を盛んにしますから、食事の量は同じでも太りやすい状況をつくっていることになります。

つまり、夜更かし→朝食抜き→2食ドカ食い、間食で太る、という悪循環に陥っているのです。信じられない人は、さっそく食事日記をつけ、カロリーを計算してみてください。

とにかく朝食をとることが、1日の食事のリズムを正常に戻すきっかけになります。特に、夜更かししているにもかかわらず、朝食をとらないことは、睡眠不足の上、1日の活力源となるものがない状態ですから、健康上もよくありません。

高齢者の中には、早朝、朝食をとらないで散歩する方がいますが、これは脳卒中や心臓発作を起こす危険すらあるのです。

朝食さえとれるようになればしめたもの。昼食・夕食の量もセーブできるようになりますから、次第に規則正しい食事時間と量のとり方がわかってきます。夜食をもともととっていなかったのなら、こうなるとやせるのは比較的ラクでしょう。

このとき活躍するのも、先程もご説明した食事日記です。自分の食事内容や食事時間は、ふだんあまり気にとめないものですが、自分がいつ、どこで、どのくらいものを食べているのかを客観的に把握することは、ダイエットをスムーズに進めていくうえで最も大切なことです。

食事日記によって、自分の不規則な生活がわかったら、どこをどう変えればよいかも、わかってくるでしょう。

看護士さんなど、仕事上、**深夜勤務などで睡眠が不規則になる人は、体内リズムをコントロールする「時計遺伝子」に狂いが生じ、食欲の調節や糖・脂肪の代謝が乱れ、太りやすくなることがわかっています**。時計遺伝子を正常に戻すには、朝、日光を浴びることと、朝食をきっちりとることです。また太って乱れた体内時計はやせることにより正常化します。最近の研究では、ＥＰＡなどの魚の油を多くとると、体内時計が修正されることもわかってきました。

いずれにしても、不規則な生活はダイエットにとってマイナス要因です。寝不足が続けばイライラし、ストレスもたまってきます。食べることでそれを解消しようという気持ちが働けば、当然、ダイエットは失敗します。

睡眠時間が5時間以内の人には肥満や糖尿病が多いという研究データもあります。

夜更かしは、一触即発の危険な状況をつくる行動パターンであることを覚えておいてください。

外食をダイエットの味方にするポイント

仕事を持っている人、一人暮らしの人は、食事時間が不規則になりがちです。一人分の食事を作るくらいなら、外食した方がましと、つい外食の回数がふえてしまいます。

また、仕事のお付き合いなどでしかたなく……という人も多いでしょう。

しかし、外食がダイエットの大敵であることは、今や常識。

「外食が原因で太ったんです」

このように、ハッキリ自分でわかっている人も多いようです。事実、一人暮らしを始めて外食するようになってから、めきめき太りだすケースが目立ちます。

そこで、外食のどこがどういけないのか？　どうしても外食しなくてはいけないのなら、どうすれば太らずにすむのか？　といった知識は、ぜひもう一度押さえておいてください。

最近、多くのファミリーレストランやコンビニのお弁当などは、カロリー表示をしています。これはこれで便利ですから、利用の目安としたいところです。

しかし、実際は、外食メニューのカロリーというのは、非常にわかりにくいものなのです。外食はお金をとって料理を食べさせる産業ですから、当然第一の目標は、おいしい料理をお客に提供することです。そして、料理をおいしくする最も大きな要素は、調理人の腕は別として、油や、油を多く含んだ素材なのです。

最近、いろいろなレストランで低カロリーメニューや健康レシピなどを見かけるようになりました（ちなみに私のクリニックでは、17年前から『つきぢ田村』で７００kcalのダイエット懐石を主催しています）。

そもそも、調理する人たちは、料理のカロリーなど、気にかけません。先日、ある有名ホテルのシェフに、彼が作っている料理のカロリーを尋ねたら、使っている油の量さえ止確にわからないという言葉が返ってきたほどです。

このように、**外食メニューはカロリーよりも、味を第一に考えて作られています。だから、外食を続けていればてきめんに太るのは当然のこと**なのです。また外食は脂肪や塩分が多いので、コレステロールや血圧が高いと言われている人たちには注意が必要です。

しかし、時間や料理の技術のない人にとって、ダイエット用のメニューを覚えて毎食作るのは、骨の折れることです。料理には、材料の調達から下ごしらえ、食べ終わった後の片づけなど、かなりの時間と労力が必要です。

そこで、ここでは、外食をしなければならない多忙な人のために、食べ方のコツ、テクニックをお教えしましょう。私の患者さんの中にも、こういった方法でどうにか外食がちな食生活をコントロールしている人がいます。

外食をダイエットの味方にするために絶対必要な武器が、カロリーブック。最近では写真を豊富にとり入れ、どのくらいの量なら何kcalかがすぐわかる外食用のものが出回っていますので、外食するときは必ず持ち歩いてください。スマートフォンのアプリなどを活用してもいいでしょう。パッと見て、食べもののカロリーや、どこをどのくらいカットすればいいかがわかれば、外食は怖くありません。

外食のカロリーをカットするには、油をカットするのがいちばん。しかし、油は調理されると見えなくなってしまうのが困りものです。そこで、元々油を使わない料理を選ぶのもコツです。揚げものよりは焼き魚や網焼きグリル、揚げたかた焼きそばよりはざるそば、サラダにも、ドレッシングを使わずレモンをしぼるといった、頭を使ったチョイスが大切です。

しかし、どうしても揚げものが食べたくなってしまうこともあるでしょう。たとえば、ファミリーレストランのミックスフライ（単品）なら７００kcal。このカロリーを少しでもカットするためには、行儀が悪いようでも油を吸った衣をはずして食べること。これで約２００kcalは変わってきます。

お店の選択としては、中華よりは洋食、洋食よりは和食がおすすめ。和食は一般にカロリーが低いからです。もっとも、すべてがローカロリーというわけではなく、天ぷら定食（約９００kcal）、すきやき定食（約８５０kcal）といった中華並みの高カロリーメニューもありますから注意してください。

そして、ラーメン、親子丼といった一品ものを食べるなら、栄養バランスが偏らないよう、サイドオーダーとしてサラダ類を頼みましょう。一品ものの麺やご飯は多すぎるので、1／3は残したいものです。

外食メニューで最もダイエット向きなのは、和定食です。焼き魚、刺身、煮物などは、油も少なく、栄養のバランスもよく、へたに自分で高カロリーの丼ものなどを作るよりいいかもしれません。これに野菜のおひたしや冷や奴などを追加し、ご飯は半分残すことで、たいへん優秀なダイエットメニューになります。

外食にそなえて前もって食事を抜く人がいますが、これはかえって逆効果です。お腹がすいていると、料理を多めに注文しがち。そのうえ〝もったいないから〟と残さずきれいに食べてしまいます。空腹時には、体は脂肪を蓄えようとしていますから、そこに油っこい外食がたくさん入ってきたら……結果は目に見えていますね。

必ず野菜メニューを一品とる、デザートは食べない。外食したときは歩いて帰るなどの細かい心づかいも必要です。

体重を計れば計るほどやせられる

体重を計るだけでやせられる――なんて、信じられますか？　しかし、これは事実なのです。

体重は、計れば計るほどやせられるのです。

今、あなたは何kg減らしたいですか？　その数字が大きければ大きいほど、ダイエットに取り組むことに二の足を踏んでいませんか？　たとえばその数字が1kgか2kgだったらどうでしょうか。今すぐにでもダイエットを始めようと思うのではないでしょうか。

体重を頻繁に計ることの効用はここにあるのです。毎日体重を計っていれば、もし1kgふえたら、すぐに食事量を少し減らし、運動するように心がければ、また戻ります。

しかし、体重を計らずに放っておくと、いつの間にか4kg、5kgとふえてしまい、少し食事を減らしたり運動したくらいでは、なかなか元に戻らなくなっています。こうなるとあきらめて、さらに3kg、4kgとふえていく……まさに悪循環です。

今からダイエットを始めるあなたも、ぜひ体重を毎日計り、ノートなどに記録してください。

できれば**1日何回も、計れば計るほどいい**のです。計る時間は毎日決まった時間（朝の排尿後、夕食直後、寝る前など）にしてください。

体重を数字でいわれてもピンとこない人でも、**グラフにすると、体重の変化が一目瞭然**。食事日記と合わせると、太ってしまういろいろな原因がわかるのです。

1日のうちで1～2kg程度体重は変動しますが、正しいダイエットをしていると、朝が低くて、夕食直後がいちばん高い、規則正しい波形のグラフになります。

ところが太る人のグラフは、波形がガタガタでリズムが乱れています。たとえば、夜食を食べれば夕食直後より寝る前の方が高くなるし、ストレスで食べたりケーキをもらって食べたりすれば、そのときにグラフは上がります。

ダイエットを始めると、体重のグラフは「右下がりの一直線」で体重が減ることを想像しますが、医学的に、そんな順調に減量できることはありえません。体重は毎日変動しますから、グラフはノコギリ状になったり、そのうち停滞期がきて、まったく減らなくなっ

停滞期は誰にでも必ずある

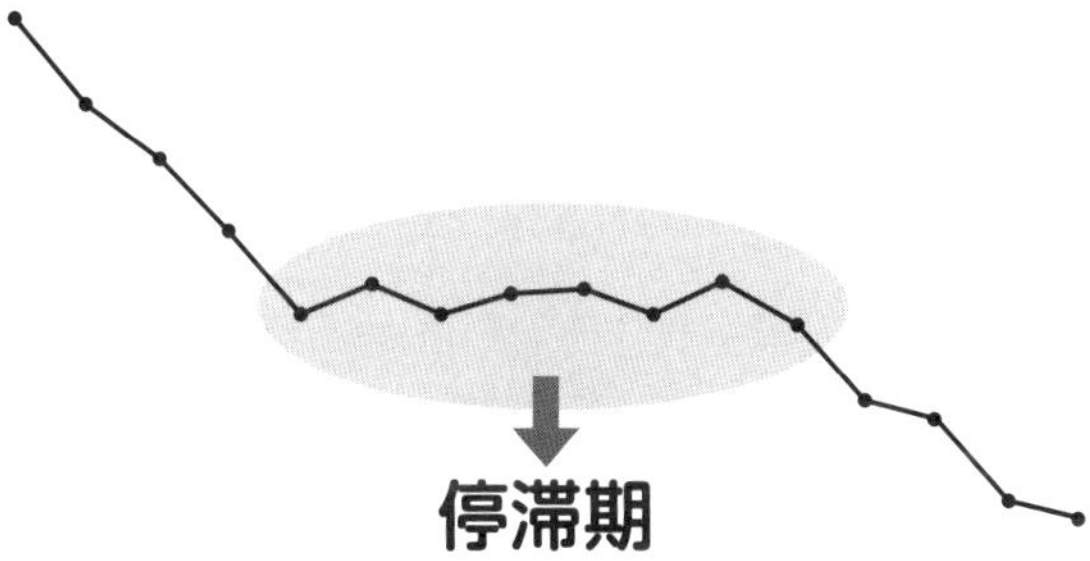

ダイエット中の体重の変化をグラフ化すると、必ず「階段状」になる。一直線に下降するグラフになるほうがむしろ問題。極端な食事制限など、誤ったダイエットをしている可能性がある。

たりします。体重グラフを毎日書いていれば、こういうことも理解できるようになるのです。

　また、汗をかいたり、水を飲んだりしても、体重は変動します。しかし、これは脂肪体重には関係ないので気にせず、**１〜２週間単位で体重の変動を見る**ようにしてください。

1の「朝食をとらないことが多い」に○をつけた人は…

空腹状態で目覚める食事のとり方

朝食をまったく食べない、あるいはコーヒーしか飲まないで1日のスタートを切ると、昼食のころにはすっかり空腹になっていますから、朝食抜きという安心感もあって、ドカ食いしてしまいます。空腹時にドカ食いすれば、体はますます食べたものを脂肪として蓄積します。

また、昼にドカ食いすると、重たい昼食の消化に時間がかかり、夕食の時間がズレこみます。これはそのまま、さらなる夜更かしにもつながるのですが、深夜起きていると、何かと食べるものに手がのびてしまうものです。こうなってくると当然、朝は食欲ナシ。悪循環がまた繰り返されていきます。これでは、いつまでたってもやせられません。

脂肪体重を落としてやせるということは、健康になることと同じ意味なのです。健康になるためには、睡眠と栄養を十分とった、規則正しい生活が必要です。健康的な生活を取り戻すためには、まず、この悪循環から抜け出さなければなりません。

この悪循環を断ち切るためには、**空腹の状態で目が覚めるよう、夜食をとらないこと**。そして、今まで朝食をとる習慣がなかった人も、せめて果物だけでも食べるようにして、次第に正常な食事のリズムを身につけていってください。

2の「1日2食になることが多い」に○をつけた人は…
食事の回数をふやすほどやせるカラクリ

一食抜くと、次の食事が脂肪としてためこまれやすくなります。むしろ、**同じ量の食事なら、1日5食にも6食にも分けて食べた方が太りにくい**のです。

いちばん多いのが、朝食抜きの1日2食でしょうが、これはまさしくお相撲さんの食べ方で、もっとも効率よく太るための食べ方。ダイエットの基本中の基本は、せめて1日3食をきちんと食べることなのです。

理想的な食事の配分は、3食同じくらいの量を食べることですが、朝食はどうしても軽んじられがちなので、むしろ多めに朝食を食べるつもりでないと、上手に配分するのはなかなかたいへんです。朝食を多めにとると、ボリュームのふえがちな昼食や夕食にドカ食いせずにすみますし、1日のエネルギー源もしっかり確保できます。

1日3食を柱に、必要なら間食を含め、ムリのない長期間実行可能な食生活のスタイルを決めてください。

3の「夜寝る前に食べることが多い」に○をつけた人は…

夕方のおにぎり1個で、寝る前の食事を軽くする

帰宅時間が遅くなると、それだけ夕食の時間も遅くなり、結果、寝る前に食べてしまうことも少なくありません。とくに、寝る前の炭水化物は肥満の元！

よく、「寝る2時間前からは何も食べないほうがいい」といいます。体にとって夜は休息の時間。眠っている間は副交感神経がはたらいて、脂肪合成を盛んにし、次の日のエネルギー源にするのです。このため、**寝る前に食べたものは、ほとんどが脂肪**

として体にためこまれてしまいます。ところが、理屈ではわかっているのですが、空腹のままで寝られない、これなら太っていた方がいい、と、みなさん食べてしまうのです。

どうしても遅い時間の食事になってしまう場合は、夕方にいったんおにぎりを食べて空腹を満たすことをおすすめします。そして、帰宅してからおかずだけ食べるのです。こうすれば、寝る前のカロリー摂取を抑えられます。

また、寝る前に食べてしまうのを防ぐには、一つは早めに歯を磨いてしまうこと。歯を磨くのはけっこう面倒な作業です。太っている人に共通する性質として、面倒なことが嫌いということがあります。もう一度磨かなければならないかと思えば、少しぐらいの空腹はガマンすることが多いでしょう。

どうしてもお腹がすいてパニックになってしまったときのため、ところてんやこんにゃくゼリーといったノンカロリー食品を冷蔵庫に入れておき、イライラして眠れなくなったら食べてもよい、ということにしておきます。また、塩昆布をゆっくり噛《か》んで、お茶や水を飲むと、噛むことによって満腹感が得られるのと、昆布が水で膨らみ、とりあえず胃が満たされる効果があります。同様に、ガムを噛むのも、糖の吸収と咀《そ》嚼《しゃく》によって空腹感が紛れるので効果的でしょう。ホットミルクをゆっくり飲むと空腹感がやわらぎ、またカルシウムによる精神安定効果も期待できます。

このほかにも「どうしても食べたい」という衝動の波に駆られたときの気分転換には、シャワーを浴びる、読書をする、音楽を聴く、掃除をする、手紙を書く、休みの計画を練る、植木の手入れをする、犬と遊ぶ、車を洗う、香水のにおいをかぐ、友人に電話をするなど、いろいろなテクニックがあります。これで数分間ガマンできれば、必ず衝動の波は消えていきます。

7の「一度にたくさん食べることが多い」に○をつけた人は…
1食抜いた後の食事は即、脂肪体重に

生活が不規則な人はどうしても太りやすいものですが、中には、1日何も食べず、徹夜明けに3食分をドカ食いする、などという人がいるようです。

こういう食べ方は、1日当たりにすれば同じ量を食べているように見えますが、非常に太りやすいのです。

以前、朝食を食べずに夕食は好きなものを好きなだけ食べてよい「快食ダイエット」が流行ったことがあります。私の患者さんもこれに飛びつき、夜まで空腹をガマンして、夕食は脂っこいステーキをたくさん食べていました。ところがやせるどころか、カロリーオーバーで太って、その上コレステロールも上がってしまいました。

やせるためには、食事は決して抜いてはいけません。3食きちんと食べることこそ、ダイエットの近道なのです。

自分では、「食事を抜いているのだから」と、ダイエットしている気になっていますが、食事を抜いたりするとかえって油断して、その後の食事を多めに食べてしまう場合がほとんどです。

そして実は、**食事を抜いた後というのは非常に食べたものの消化吸収がよく、しかも脂肪になりやすい**のです。

食事と食事の間があまり長くあくと、体の防衛本能から、次に食べたものをできるだけ脂肪という形でストックしておこうとする力が働くからです。そこにまとめてたくさん食べるわけですから、どんなに太りやすいかおわかりでしょう。

私のところに来られる患者さんたちでも、早く成功する人たちはみんな、規則正しく3食を食べる生活に変えています。〝まとめ食い〟は太るもとなのです。

11 の「食事の時間が不規則だ」に○をつけた人は…
お昼に朝食をとる意外なやせ方

朝が遅い人、営業職の人などは、どうしても食事が不規則になり、そのうち、食事と間食の区別もわからなくなってきます。

たとえば、太っている人は、昼食と夕食が12時間近くもあいてしまうと、その間に必ず何か食べているものです。知らないうちに食べているので、食べたことを覚えていないこともあります。可能なら、3食を規則正しくとる生活に変えていくべきです。

ただし、夜勤が多い仕事など、特殊な勤務形態の人は、起きるのが非常に遅くてお昼ごろになったとしても、それは気にしないで、まずその日の第一食をとります。それが「朝食」。夕方頃にまたお腹がすいてきますから、その時間に「昼食」を、そして深夜、普通の人の夜食の時間に「夕食」をとるようにするのです。

このように、**ふつうの人の時間帯とズレていても、自分の生活の中で3食とれればいい**のですから、お菓子などでごまかさないことです。きちんとした食事をとるようにしましょう。

14 の「おやつを食べる習慣がある」に○をつけた人は…
どうしてもおやつが食べたい人へ、この奥の手

カロリー計算ができていれば、間食それ自体は別に問題ではありません。1日に必要な栄養所要量を満たし、かつカロリーオーバーにならないなら、おやつは生活を豊かにしてくれるものです。

ただ、やせたい人が、毎日間食をとらないと気がすまないという場合、やはり問題。

リラックスしたティータイムに、クッキーなど食べ始めると止まらなくなってしまうことも。小さめのクッキーでも1枚50kcal前後あるのです。

しかし、3時には必ず間食することが習慣になってしまっている場合、間食をやめるのはなかなかつらいことです。

そこで、**どうしてもおやつを食べたいなら、間食としてではなく、食事に組み込んで食べる**ようにしてはどうでしょう。つまり、食後に、デザートとして食べるようにするのです。

食事の直後というのは、お腹もとりあえず満たされていますから、クッキーを10枚も20枚も食べることもありません。また、これによって、間食の習慣をなくすこともできるので、一石二鳥です。

おやつといえど、1日200～300kcalの積み重ねは、1カ月で6000～9000kcalにもなり、これだけで1kgの体重増加となるので、あなどれません。また、おやつをとるとどうしても糖質過剰となるので要注意です。

16 の「食後にデザートを食べる」に○をつけた人は…

太らないデザートをかしこく選ぶ方法

デザートは、食事と食事の間におやつをだらだら食べるよりははるかにいいのですが、毎食後生クリームたっぷりのスイーツというのであれば、やはりちょっと困ります。最近は、男性でも食後にアイスクリームなどのデザートを食べる習慣のある人が多くなりました。

デザートを食べること自体に問題はないのですが、その内容が問題なのです。

たとえば、**デザートはあくまで食後の口直し・楽しみのはずなのに、それが食事のカロリーを毎回はるかにしのぐようなものだったなら、それはデザートの習慣そのものを見直さなければならない**でしょう。

デザートに含まれる砂糖・バターなども、ダイエットには邪魔になるものです。今まで食べたい放題デザートを食べてきた人は、しばらく自粛したほうがいいでしょう。

チョコレートやケーキを食べたくても、やせようとしているときはとにかくガマン。

ダイエットに慣れるまでは、できるだけデザートはローカロリーのフルーツやこんにゃくゼリーなどにして、上手に取り入れていってください。人工甘味料を使った糖質オフのデザートもあるので上手に利用するとよいでしょう。

17 の「外食が多い」に○をつけた人は…
油をムリなくカットする低カロリー外食法

さきにも述べましたが、外食の欠点の一つはカロリーが高いこと。その理由は、高カロリーの油や調味料をふんだんに使っていることがあげられます。

ここでは、外食に使われる油がどのくらいのものかを知っておき、外食時の参考にしてください。

たとえば、ローカロリー料理の代表のようにいわれるサラダにも、油がたっぷり使われているのです。マヨネーズにはサラダ油が含まれますが、これはなんと大さじ一杯が100kcalで、リンゴ1個分に相当します。また、ドレッシングでも、大さじ一杯は50㎉でスモークサーモン３切れ分。

ケチャップやホワイトソースにしても同様。そもそも、外食は味つけが濃いので主食もすすんでしまい、さらに高カロリーになりがちなのです。

サラダはできるだけ塩とレモンだけで食べるなど、できるだけ油をカットする食べ方に慣れましょう。

炒めものや揚げもの、フライ料理は、かなりカロリーが高くなるので、できるだけ塩焼きや網焼きなどの料理を選びます。

マヨネーズやソースは別添えにしてもらったり、レモンをつけてもらうなど、小さな工夫をしましょう。お店にもちょっと協力してもらうくらいの姿勢が必要です。また、霜降りの肉やマグロのトロなどはなるべく赤身に変えればかなりカロリーカットができます。

ダイエットを妨げる 太る口ぐせ 1

「そんなに食べていないんですけど…」

もし、食べなくても太る豚や牛がいたら、さぞ効率よく食肉がとれるでしょうが、残念ながらエネルギー保存の法則に反するので、地球上の生物ではありえません。

こういう方は、記憶に残りにくい食べ方をしていることが多いようです。たとえば、3食の食事は少なめでも、ぼんやりと間食・夜食をしていたり、イライラしたりストレスがかかったときに紛らわし食いをしていたり、余った食べ物を片付け食いしていたり、お酒を飲んだときに食べ過ぎたり……など忘れがちな場面で、油っこいものや甘いものなど少量でも高カロリーの食べ物を食べていることが多いものです。あるいは、早食いで食べ終わるのが早いのを、摂取量が少ないと勘違いしている可能性もあります。

また、日常の活動量が極端に少ない方は、カロリーをあまり消費しないだけでなく、筋肉が衰えてしまうので基礎代謝量も少なくなり、食べ過ぎていなくても太りやすいのかもしれません。いずれにせよ、摂取カロリーと消費カロリーが釣り合っていれば、太るということはないのです。

「太る体質なので仕方ありません」

現在まで、肥満に関する遺伝子は50種類ほど見つかっており、この遺伝子の組み合わせで、人よりも太りやすい・内臓脂肪がつきやすい体質があるのは事実です。しかし、食べないのに自動的に太る遺伝子はまだ見つかっていません。

遺伝的な体質よりも、環境のほうが体重に与える影響は大きく、家族みんなが太っている家庭では、飼っている犬までも太っているという有名な医学論文もあります。

太っている人の食事量を基準にして、食事や餌の用意をすれば、人間はおろかペットまで太るのです。また、ペット用のダイエット飼料を購入するのは、太った女性が多いようです。動くことが嫌いな飼い主だと、ペットは散歩に連れていってもらえず、餌をどんどん食べて太ってしまうのでしょう。

太ったお母さんから肥満児が育つ確率は60％もあり、それだけ親の生活習慣は子供に強く影響します。

太る原因は、遺伝子よりも生活習慣にあります。体質のせいにしてやせられないとあきらめないで、生活環境を整えることから始めましょう。

第2章

本当はお腹いっぱいなのに食べていないか？

満腹感のマヒが原因で太った人の「脂肪体重」の落とし方

「ケーキは入るところが別」「しめのラーメン」は食欲のズレの第一歩

ご馳走をたくさん食べて、ほんとうにお腹がいっぱい。それなのに、「ま、これは、入るところが別腹だから」といって、はちきれそうなお腹をさすりながらもデザートのケーキをペロリとたいらげてしまう。あなたにも経験があるでしょう。

たっぷり飲んだり食べたりした後なのに、最後にラーメンや天丼などを食べるのも同様です。**飲むと食べたくなるのは、一種の錯覚のようなもの。お腹がいっぱいでも、アルコールには食欲増進作用と脳の抑制をとる作用があるため、食べたくなるのです。**

このタイプにあてはまった人で、「お腹がいっぱいでも、好きなものなら入る」と答えた人は、やせ過ぎの人でも半数近く、太っている人では8割に達します。こういう行動は、そう珍しいものではありません。

しかし、注意したいのは、「お腹いっぱいになってもまだ食べる」という行動の原因が、

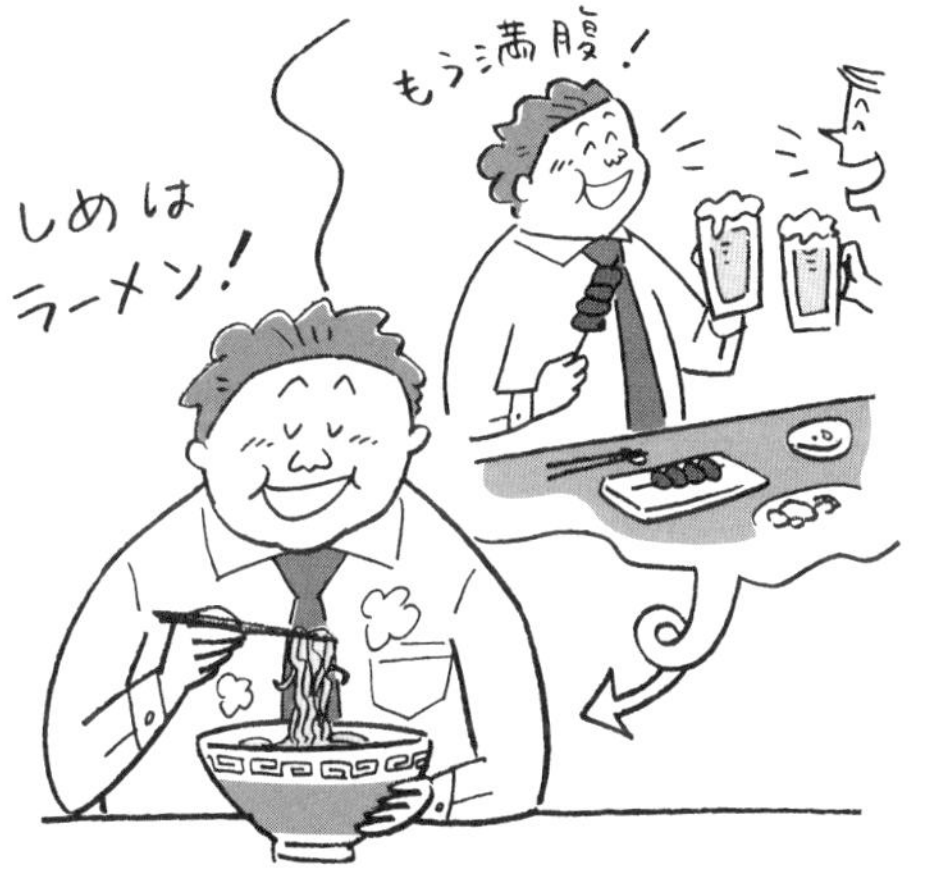

その人の食欲のズレ（異常）にあるのではないかということです。お腹いっぱいでもまだ食べる、食べ過ぎで気持ちが悪いのに止まらない、人が食べていると満腹でもつられて食べる……などというのは、食欲にズレが生じているのです。

過食症という病気があり、これはまさに食欲の異常が原因で起こる病気です。一度に異常なほどの量の食べものをむさぼり食い、ときには一晩で５kgもの食料をたいらげてしまうなどということもあります。

こうなってしまえばほんとうの病気ですが、そこまでいかなくとも、太った人の中には、食べものに執着しているわけではないのについ食べてしまう、自分の食欲をコントロールできなくなってしまった人たちがいます。そうなると、つねに何か食べ続けているような状態になり、ほんとうの空腹感や満腹感を感じなくなってしまっているはずです。

とりあえず、食事のとき、どこまで食べたらいっぱいかというのがわからなくなっていたら、**通常の一人前の分量で調理された食事だけをとり、デザートやほかのものを食べずに終わるようにしてみましょう。**

今までお腹がいっぱいになるまで食べていた人にとってはつらいことかもしれませんが、「腹八分目」というものがどんなものかを体で知ることが大切なのです。大盛りやおかわりサービスがあっても、利用しないようにしましょう。

「お腹いっぱいでもケーキ」という行動自体は、特に異常なものではありませんが、続けていくと満腹感がマヒしてくる可能性があります。自分の食欲をよく観察してみてください。

ほんとうの「満腹感」を感じられる食べ方とは

このタイプの人には、食欲にズレが起きている場合が多くあります。食行動のもとになる食欲そのものがズレているのですから、**お菓子をローカロリーのものにするとか、小さめのサイズにするとかいった、小手先の作戦では通用しません**。

何しろ、正常な食欲に戻さないことには、何も解決しないのです。

このタイプの人は、つねに何かが胃に入っていることが多く、そのために、正常な空腹感を感じにくくなっています。しかし、食べものを見ると、空腹でもないのに食べてしまうという悪習慣が身についてしまっています。

また、空腹感を感じて食べているわけではないので、どこまで食べたらいっぱいかという満腹感も感じにくくなっています。だから、放っておけば際限なく食べ続け、ときには気分が悪くなるところまで食べてしまうのです。

お腹がすいていないのに食べ、いつまでも食べているのでほんとうの空腹感がわからないまま次の食事をする——こんな悪循環は、まず一度、ほんとうの食欲が起こるまで、食べるのをストップしなければ断つことができません。

野生のライオンは、自分の食べる量を自分でコントロールしています。空腹になれば獲物を捕り、次に獲物にありつけるのがいつかまったくわからないにもかかわらず、お腹がいっぱいになれば、目の前にあるご馳走には見向きもしません。

あなたも、ライオンのような精悍なスタイルになるためには、お腹がすくまで、食べるのをやめてみましょう。そのときはじめて、自分の食欲をコントロールすることを学ぶのです。

いくらお腹がすいていても、いつものように際限なく食べるのではなく、腹八分目で少し物足りないと思うあたりでやめておきます。この際、「早食い」や「ながら食い」など、満腹感が感じにくくなる食べ方をせずに、よく噛んで、じっくり味わいながら食事をしてください。

そして、次にまたお腹がすくのを待つのです。

「お腹がすいてから、食べる」「お腹がいっぱいになったらやめる」を実行するだけでも、ずいぶんやせるはずです。

このタイプの人は、胃拡張になっていることが多いのですが、こうやって食欲と食事の関係をコントロールしていくうちに、次第に胃も小さくなってきます。胃拡張といっても実際には胃が大きくなったり小さくなったりするのではなく、食べてどのくらい胃が張ると脳が満腹感を感じるか、という頭の問題なのです。腹八分目でも脳が満足するようになればダイエットは順調にいくでしょう。

自分を知る思わぬ効果「食事日記」

このタイプの人は、自分が毎日何を、どのくらい食べているかに気づいていないことが多いようです。だから、「いつのまにか太ってしまい、なぜなのかわからない」ということになるのです。

ダイエットは、こういったことをきちんと知ることから始まります。このタイプの方も

「食事日記」（P71参照）をぜひ、活用してください。

食事日記には、1日に食べたものは、どんな小さなものでも忘れず、数や量も記入してください。

これをつけはじめると、たいていの人はびっくりするほどカロリーをとっていることがわかるものです。

たかがアメ玉一つ、缶コーヒー1本……と思っていても、休みなく口を動かし続けていれば、1日にアメ玉は一袋分、缶コーヒー2本、それだけでご飯一膳分以上のカロリーをとっていることになります。そこに、食べたくもないけれど、食事の時間だからというだけで、なんとなく3食食べて、お腹はいっぱいだけど、デザートも……などとやっていると、1日の所要量の倍以上を食べていた、という話はざらにあるのです。

食事日記では特に、食べた量はなるべく具体的に書いてもらいます。たとえば、「フルーツを少し」と書いてあっても、詳しく聞くとリンゴ1個にミカン3個も食べていたり、と「少し」という感覚がズレていることがあるからです。どうも自分の好きなものは少なめに、嫌いなものは多めに書く傾向があるようです。

このタイプの場合、**食べたいわけでもないのになんとなく食べてしまっている場合が多い**のですが、食事の喜びが薄いわりに、取り入れているカロリーが大きすぎるということがわかれば、食べ方を変える必要性があることが身にしみるのではないでしょうか。

食事を心から楽しめば、胃袋だけでなく脳も満足して、しっかりと満腹感を感じるようになり、〝つい手が出て〟〝つられて〟食べてしまうなどということはなくなるはずです。

「お腹はすいていないけど、食事の時間だから食べる」

ではただ太るだけ。食事と食事の間の間食をやめ、お腹がすいたら食べ始め、満腹になったら終わる、という食事の基本を心がけましょう。

8の「気持ちが悪くなるほどいっぱい食べることがある」に○をつけた人は…

「食べたくないのに食べる」本当の理由はコレ

袋菓子を開けたら最後、ポテトチップやおせんべいを一袋いっぺんに全部食べてしまう。別にそれほどお腹がすいていたわけではないのに、手と口が勝手に動いてしまう――こんな人がけっこう多いのです。

こういったことは多くが、ストレスが原因となっているようです。

ここでちょっと、自分がなぜ、お腹がすいていないときでも食べてしまうのか考えてみてください。

たとえば、気持ち悪くなるほど食べる直前、仕事のミスで上司に責められる、取引先からクレームがきた、家族や友人と口論するなど、何かイヤなことがありませんでしたか？　あるいは、断るのがおっくうで、食欲もないのに、食事の誘いを断れなかったのでしょうか？

もしそうだとしたら、あなたは食べることによってストレスを解消しようとしているのかもしれませんし、まわりの人に気兼ねする性格から、食べたくもないのに食べてしまっているだけかもしれません。

いずれにせよ、**ストレスを感じると食べるという連鎖反応をたちきれば、食べずにすむ**わけです。

根本的な解決としては、ストレスの原因となっている問題を取り除くことが必要です。また、散歩や買い物など、食べることの代わりになるストレス解消法を見つけましょう。

10の「たくさん食べた後で後悔する」に○をつけた人は…
「反省」は味方、「後悔」は大敵

ダイエットしたいと考えている人の多くが、こういう行動をとっています。これではストレスがたまる一方です。

後悔したからといって、食べてしまったカロリーが消費されるわけではありません。

もっと気楽にダイエットを考えたほうがいいのです。

もっとも、ここでまったく反省しないというのも問題です。後悔は役に立ちませんが、冷静な反省はダイエットに不可欠です。

なぜ食べ過ぎてしまったのか、今度から食べ過ぎないようにするにはどうしたらいいか、自分の行動を振り返り、原因のチェックはしておくべきでしょう。それは次に同様の状況に陥ったとき、自分のとるべき行動に対するアドバイスとなってくれます。

このとき気をつけて観察したいことは、「食べ始める前、何があったか」です。

もし、気分がふさいだり、イライラした気持ちのときに限ってそういう行動をとってしまうのであれば、その食欲は、自分を慰めるための行為であることがわかります。そうなれば、同じような気持ちになったとき、食べもののないところに行くなど、食べること以外の対処法が見つけられるでしょう。

もし**アルコールを飲んだときに食べ過ぎてしまうのなら、油っこいものは残す、主食は食べない、2次会は飲むだけ、などアルコールが入る前に計画を立てておく**とよいでしょう。また、飲み放題、食べ放題のバイキング形式の宴会は避けるべきです。

後悔ばかりして先に進めずにいると、反動でさらに食べ過ぎてしまうこともあるので悩むのもほどほどに。そんなパワーがあったら、もう一度、初心に立ち戻ってダイエットを再開する原動力にしてください。

12の「お腹いっぱいになるまで食べないと気がすまない」に○をつけた人は…
ノンカロリー食品でやせるという誤解

この項目に○をつけた人は、いつもお腹が苦しくなるまで、たくさん食べているようですね。こんな人は、「腹八分目」がいいといっても、それがどのくらいの量なのかわかっていないことが多いものです。

とりあえず、「腹八分目」を実行する手がかりとして、食べることに意識を集中し、よく噛んで、ゆっくり味わって食べましょう。食事の途中で中休みを入れるのもいいでしょう。満腹感を感じるようになります。

また、料理を大皿盛りにすると、自分の食べた量がはっきりせず、つい食べ過ぎになりがちなので、一人前を個々の皿に盛りつけるようにします。

ローカロリーでお腹いっぱいになるからと、ところてんやこんにゃくゼリーなどを冷蔵庫に常備しておくのも、悪くはありませんが、こういった食品は問題の根本的な解決には結びつきません。

たとえノンカロリー食品といっても、たくさん食べれば、いつまでたっても脳の満腹感のマヒは治りません。ダイエットの第一段階は、大きく胃が膨らむまで満腹感を感じなくなった脳を正常に戻すことです。それには、カロリーだけではなく、腹八分目の練習をすべきなのです。

したがって、ノンカロリー食品はあくまで、どうしても何か食べたくなったときだけ食べる、緊急用にしてください。また、糖質0食品は血糖値が上がらず、脳が満腹感を得にくくなるので注意しましょう。

30の「食べすぎを人から注意されることがある」に○をつけた人は…

人の言葉が気になるなら、やせるチャンス

人に注意されるほど食べるとは、いったいどのくらい食べることを意味するのでしょう。

肥満症の患者では、この項目に○をつけた人が、約9割にものぼります。

これは、当人が意識しているレベルではなく、他人によるチェックであることから、やはりかなりの量を食べていることは間違いありません。

よほど親しい間柄でもない限り、人の食べ過ぎを注意するなどということはできません。

おそらくこれは、患者の家族、特に母親やパートナーから発せられた言葉でしょう。

しかし、自分が気にしていることを人からいわれることもまたストレスになり、それが食欲の暴走へつながってしまうこともあるのです。

実際、私の患者さんで、奥さんが入浴中に、いろいろと〝隠れ食い〟をしている、

という人がいました。

ただ、ほんとうに太り過ぎて開き直ってしまうと、そんな言葉にも耳を傾けなくなります。**人のいうことが気になっているうちは、まだチャンスはあります。**

今度は、いわれないようにがんばってみませんか？

31 の「お腹がいっぱいでも好きなものなら入る」に○をつけた人は…
好きなものから食べるだけでカンタンにやせられる

よく、好物を最後まで楽しみにとっておく人がいますが、あなたがこのタイプの人だったら、今日からそれはやめましょう。今日からは、好きなもの、おいしいものからさっさと食べてしまうことです。

また、デザートのケーキや果物がどうしても食べたいのであれば、その分をあらかじめ、ほかの料理から少しカットしながら食べましょう。一口、二口ずつ残す、ご飯やパンは半分残すなどが役立ちます。

月に一度でも、おいしいレストランに行って食べなければ気がすまないグルメの人には、あえて止めません。そのときは全部残さず食べてしまって結構です。

しかし、それはあくまで「特別な日」。次の日からは、またきちんとダイエット生活に励みましょう。

ダイエットだからと、楽しみをまったくなくしてしまうのもストレスとなります。

たまには思いきりおいしいものを楽しむ柔軟な姿勢が、長続きのコツです。

思わず言っていませんか？
ダイエットを妨げる 太る口ぐせ ❷

「水を飲んでも太ります」

太る＝脂肪が蓄積することです。摂取したカロリーのうち、消費しきれなかった余剰分が脂肪となって蓄積されることを「太る」といいます。

水はカロリーがないので、いくら飲んでも脂肪にはなりません。もちろん1リットルの水を飲んだ直後は体重が1kg増加しますが、汗や尿として排泄されるので、半日も経てばもとの体重に戻ります。もし水を飲んだ分だけ体重が増え続けるのであれば、それはむくみです。

逆に「サウナでしぼってやせる」こともありません。サウナで減った体重は汗による水分で、決して脂肪が減ったわけではないからです。水分は体に必要なので、必ずのどがかわき、体重は元に戻ります。

太ったことを「水」のせいにしている間は、夏の太った原因がわからず、やせることはできません。

「あの人のほうが太ってますよ」

太った人同士が会うと、たいていの場合、相手のほうが太っていると思うようです。これは、自分の容姿を実物よりもスマートに脳内でイメージしているためです。そんな幻想を捨てるために、全身が映る鏡の前に立って、あらゆる角度から自分を見つめて現実を直視しましょう。

肥満は伝染するといいます。ウイルスや菌で感染するわけではありませんが、太った友人を持つと、つい安心して食事につき合ったり、すぐにタクシーに乗ったりなど、太りやすい生活習慣がうつってしまうのです。はっきりとした減量目標を設定して、「人の振り見て我が振り直せ」を実践しましょう。

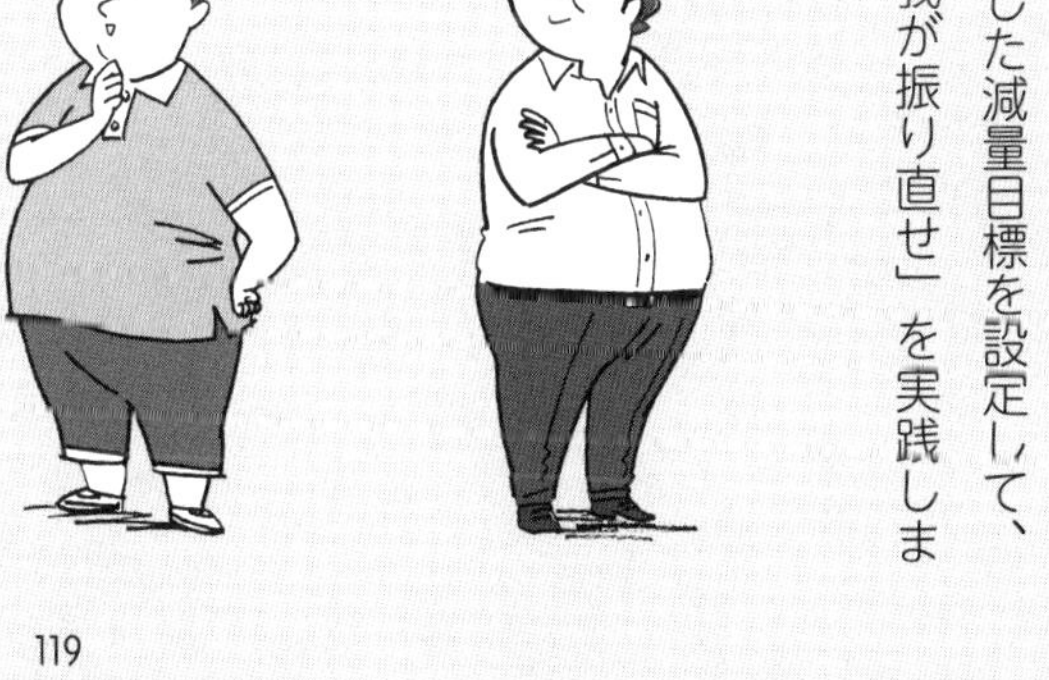

オレのほうがやせてる…
自分のほうがまだマシなはず…

「やせようと思っているんですけど…」

やせるにはそれなりの努力が必要なので、軽いあやふやな気持ちではやせることはできません。

「〇〇〇のために、本気でやせよう」という強い動機がないと、誘われたからとか、明日やればいいやなどと言い訳をして、いつまでたってもスタートラインに立つことすらできないのです。

たとえば、若い女性が彼氏にやせろといわれたら、フラれないように必死でやせるでしょうが、40歳を過ぎてご主人にやせろといわれても馬の耳に念仏。このように動機の強さが、減量の結果を左右するので、「なぜやせたいのか」という動機をはっきりさせましょう。ちなみに私には、太ってしまうと患者さんが私の言葉を聞いてくださらなくなってしまうという、強い動機があります。

第3章

その「お腹が減った」は本物か？

ニセの空腹感が原因で太った人の「脂肪体重」の落とし方

食後すぐにお菓子を食べると意外にやせる

太っている人を2種類に分けると、間食で太っている人と、大食いで太っている人に分けられます。原因に気づくには、食事日記と体重のグラフつけはたいへん効果的です。

間食はしないが、食事の量が多いという大食いタイプの人は、前述のように、満腹感の感じ方や、食事の内容が問題になります。

間食で太っている人は、しばしば自分がなぜ太っているのか理由がわからず、悩んでいます。こういう人は、3度の食事の量が実際に少ないからです。そんな場合は、克明な食事日記と体重グラフをつけてもらうことになります。

そうすると、たいてい、たいへんな量の間食が見つかるのです。一回一回はごく少ないのですが、トータルで計算すると、3食のカロリーをはるかにしのぐことすらあります。

最近は、男性でも間食する人がふえています。職場でおやつを配られるとつい食べてしまう、出張のお土産は断わると悪いので食べる、休日奥さんと一緒にいると、つられて甘いものを食べている……など、自分で積極的に食べるより女性が原因（？）で食べることが多いようです。

不思議なのは、当人がこの間食にまったく気づいていないこと。しかし、食事日記に照らして体重グラフを見ると、間食の多かった日はちゃんと体重がふえている、という因果関係がわかりますから、自分がなぜ太ったか、気づかないわけにはいきません。

このタイプは、自分の間食に気づくことが第一で、気づいたらそれを一つひとつ修正していけば簡単にやせられます。私の患者さんでも、**間食に気づいてやめるようにしただけで、半年で７～８kgもやせた**方がいます。

どうしても間食にお菓子を食べたい人は、間食をやめるかわりにお菓子を食後に食べるようにします。「お菓子を食べてはいけない」といえば抵抗がありますが「食後ならお菓子を食べていい」となると納得するわけです。そのうえ、食後に食べれば量も少なくてすみます。こうすると、「間食でお菓子を食べる」という悪い習慣がなくなるのです。

また、お菓子を単独で食べると、糖分が急速に吸収されて血糖値が上がり、膵臓からインスリンがたくさん分泌されて、脂肪の合成が盛んになります。食事と一緒に食べた場合は、糖分の吸収が遅くなり、インスリンの分泌が緩やかになるというメリットもあります。

真っ先にやめたいのは、夜寝る前の間食（夜食）です。寝ている間に働いている副交感神経は、別名「休息の神経」ともいわれ、脂肪の合成を盛んにする機能があるため、こういう食べ方がもっとも脂肪をためこみます。**「寝る前食べれば即脂肪」**と覚えておいてください。女性はお風呂上りのアイスクリーム、男性の場合は晩酌のつまみに特に要注意です。夕食後より寝る前の体重がふえていれば、夜食の証拠！　気をつけましょう。

「無意識の間食」がいちばんコワい

前の項で、間食が多くて太っている人は、原因に気がつくことがやせる第一歩であることを述べました。それには、食べたものの内容を徹底的に書き出す食事日記と、毎日体重を計って記録する体重グラフが役に立つこともあげました。

このタイプの人は、自分がどれだけ食べているかという自覚がほとんどない人が多いからです。

このタイプの人は、初めに問診していても、「どうして太ってしまうのか、全然思い当たることがないんです」と、本気で訴えます。さきにも述べた、間食をやめただけで7〜8kgの減量を果たした方なども、日記をつけていただくまで、間食でそんなに食べているという自覚がまったくなかったのです。

こういう人の中には、**食事のカロリーよりおやつのカロリーの方がはるかに高いという人も珍しくありません**。ガム1枚、アメ1粒はたかだか10kcal程度ですが、朝から晩までそれをひっきりなしに口に入れていれば、それだけでかなりのカロリーです。たとえば、板チョコレートなら1枚500kcal（焼き魚定食に相当）にもなるのですから。

間食は、無意識にしていたものなので、やめるとなるとなかなかたいへんなものです。しかし、間食で太っている人がやせるには、最初はとにかく間食を減らすことです。まず、お菓子は、目に見える場所に置かない、お菓子を自分の部屋に持ちこまない、一定の場所でしかものを口にしないなどのルール作りから始めましょう。

また、**間食をやめなければいけないからといって、〝一生お菓子を食べてはいけない〟**

というわけではありません。ダイエットの禁句は「絶対」「二度と」「必ず」「決して」「一切」などの堅苦しい表現です。

基本的に、ダイエットとは自分との約束を守ることですから、はじめからムリな約束をすると、すぐに挫折してしまいます。「100点か0点か」ではなく、70点を取ればいいのです。たとえお菓子を食べてしまっても、次の日からまた守ればいいだけの話。2週間お菓子をガマンできたら、自分へのご褒美として食べてもかまいません。完全主義ではなく、このような柔軟な姿勢が、長続きして成功するダイエットの秘訣といえるでしょう。

せめてこれだけはやめた方がいいおやつ

ダイエットでは、基本的に食べてはいけないものはありません。お菓子や果物だって、量さえ守れば食べていいのです。しかし、できれば、せめて最初のうちはやめておいてほしい食べものがあります。それは、チョコレートやポテトチップス、ミックスナッツなど。

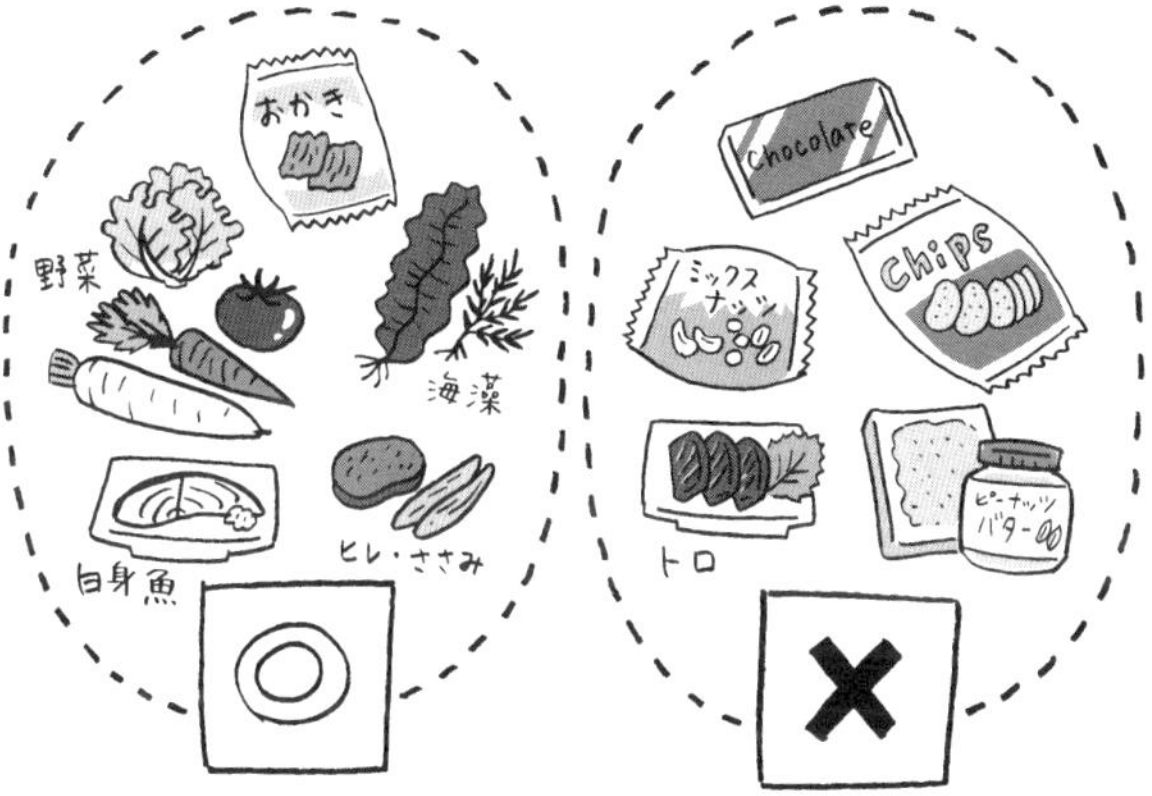

太っている人は、甘いものや脂っこいものが好きな人が多いのですが、その代表格がこれらのお菓子です。共通するのは、「小さいくせにカロリーが高い」。ちっぽけな一かけらのなかに、チョコレートひとかけなら50kcalが、クッキー１枚50kcal、ポテトチップス１／３袋１７０kcal、ミックスナッツひとつまみ１９０kcalがギュッと凝縮しているのです。小さいから食べた実感は薄く、胃も膨らまないのに、カロリーだけは高い。特にスナック菓子は、１袋にカツ丼１杯分に相当する油が使われています。

ダイエットの食事に有効なのは、「大きいのにカロリーが低い」ものですから、まったく逆、最もダイエットに不向きな食べものといえるでしょう。このような食べものを、私は**「損する食べもの」**と呼んでいます。

「損する食べもの」には、こういったお菓子のほかに、カルビやトロ、フォアグラといった食品があります。

おやつを食べるなら、こういう損する食べものよりも**「得する食べもの」**を選びましょう。たとえば、一口でゴクンと食べてしまえるようなものではなく、噛みごたえがある硬いおかきやフランスパンなどがよいでしょう。お菓子以外の食品では、野菜や海藻、魚なら白身、肉なら脂肪の少ないヒレやささみが「得する食べもの」です。

お菓子は1日に何を何個まで、と量をきちんと決められるのであれば、一度にどっと食べるより何回かに分けて食べた方がよいのは、食事と同じです。ただし、決められた量は守り、絶対にふやさないこと。

また「損する飲み方、食べ方」もあります。コーヒーは何も入れずにブラックで飲めばカロリー0ですが、シュガーパック1袋25kcal、クリーム（5g）25kcalを入れると、50kcalになります。食パン1枚（160kcal）にバターをつけると200kcal、ジャムなら220kcal、ピーナツバターをぬると310kcalにもなってしまいます。

間食する場合は、食べものの選び方、食べ方に十分気を使ってください。

「もったいない」そのひと口が太るもと

また、ダイエットの意外な落とし穴が、〝もったいないから食べる〟ケースです。中でも小さい子供のいる主婦や年配の方に多いのが、「残すなんてもったいない」と、お腹がいっぱいなのにもかかわらず、家族が残した分や最後の1個を食べてしまうタイプ。この〝残飯食いタイプ〟は、食事を残すのは行儀の悪いこととしつけられて育ったため、残りものを黙って捨てることができないのです。こういう食べ方をする人は、〝食べる〟というよりは〝片づける〟という意識のほうが強く、それほど強い食欲があるわけではないのが特徴です。

私は、このタイプの人たちに指導するときは、「ごみ袋に捨てるのも胃袋に捨てるのも同じです。食べて太ってしまって、今の洋服が着られなくなってしまったら、そちらのほうがもったいない」と言うことにしています。

実際、食べものはエネルギーとして利用され、さまざまな活動に活かされてはじめて、食べた人の役に立っているといえるのです。食べ過ぎて脂肪として蓄えられてしまうなら、食べたものはほとんど活かされていないことになります。

このほか、**糖尿病など病気があってやせなければならない人には、胃袋に入れることによって医療費がかかるようになったらもっともったいない**、と諭すようにしています。

太るのはそれ自体がもったいないことなのです。洋服が着られなくなるのは当然として、役に立たないダイエット法や効果のないエステに高いお金を払ったり、体重が重くなると足腰に負担がかかって、すぐタクシーを使ったりなど、かかる費用は相当なものになるはずす。やせればそんなものは一切必要なくなるのです。ちなみに昔は飛行機の運賃も体重が重いと割増でした。

いまの70代の人たちは、食糧難の時代を知っていますから、豊かな時代になっても、「全部食べなきゃもったいない」という意識を捨てられません。この人たちに育てられた50代の人たちも、そういう教育を受けています。しかし、現代は飽食の時代となり、残さず全部食べることが、むしろ健康にとって害になる時代となってしまっているのです。

しかし、子供用の食器にちょっとだけ残ったおかずといえど、積もり積もればかなりのカロリーになります。１個だけ残ったこれらのおかずがどのくらいのカロリーか知っていますか？

たとえば、ギョーザ１個は約70kcal、しゅうまい１個は50kcal、唐揚げ１個１００kcal……。

これにご飯やみそ汁、果物やお菓子など、子供が残したものをいちいち胃袋の中へ片づけていたら、どんなに子育てにカロリーを使ってもやせることはできないでしょう。

子供の目の前で捨てるのが教育上よろしくないのであれば、お皿にまとめて後でコッソリ。あるいはラップして冷蔵庫に保存し、明日のお惣菜にしましょう。

また、大勢で会食しているときに、大皿に盛られたお菓子や料理が残っていても、率先して〝残飯処理係〟を引き受けるのはやめましょう。ここはもう、

「おいしそうだから、どうぞ！」

と、さっさとほかの人に食べさせてしまいます。残飯処理係を返上すれば、あなたはすぐにスリムになれるのですから！

買いすぎ、作りすぎも残飯食いの原因になる！

残飯食いの危険を減らすためには、まず**空腹で買い物に行かない**ことが必要です。お腹がすいているときは何でも食べられそうな気分になり、次から次へと必要ないものまでカゴに放り込んでしまうからです。

また、あまりに品数が豊富な大型店に行くと、新製品やら輸入品やら、目新しいものが次々に陳列されています。お買得品や値引き品も魅力的です。これらをいちいち買ってしまっていては、残飯食いになることは必至。

こんな店で買い物するときは、あらかじめ満腹のときにゆっくり考えた「買い物メモ」を用意して、それ以外のものは買わないようにする、買い過ぎを注意してくれるパートナーと一緒に行く、必要以上のお金を持たない、などのさまざまな工夫も必要でしょう。

残飯がなければ、食べずにすむのですから、はじめから残飯を出さない計画が必要。食べ過ぎの予防は、買い物のときからすでに始まっているのです。

また、太っている人は、食べることに関して、分量の感覚が狂っていることがあり、なかには「一人前」の分量がわからなくなっている人がいます。ご飯をよそうときや料理を作るとき、目分量がすでに多めになっているのです。

作り過ぎてしまえば当然、「もったいない！」と残飯食いに走ってしまいますから、外食と違って、自分で自分が太るもとを作っているわけです。

作り過ぎを正すためには、一度きちんと秤で量を量って、1人分の分量を確認しておくことが大切です。さらに、カロリーブックをよく読むことによって、自分がいつも何気なく食べてしまっている料理やその素材が、どのくらいのカロリーであるのかを知ること。分量、カロリー、体重、運動量など、すべての正確な数値を把握することで、ダイエットはうまくいくのです。

「数字なんてキライ」などといっている場合ではありません。数字となかよくなるほど、あなたはグングンやせるのです。

目分量は太るもと。正しい数字で正しいダイエットを続けてください。

「行儀」にこだわる人はやせられない

太っている人とやせている人を比較すると、やせている人はムリして全部食べようとしません。

別にやせた人は行儀が悪く、太った人は行儀がいいというわけではありません。太った人は食欲にかかわらず「行儀が悪いから」ということを口実にして出されたものを全部食べてしまうのです。あるいは**出されたものがいつも「適正な一人前」と勘違いしている節があります**。そのため、満腹感に関係なく、全部食べてしまうことがあるのです。

残すことは決して、罪悪ではありません。道徳的には立派なことかもしれませんが、美容と健康の観点からは必ずしもそうとはいえません。「行儀が悪い」から全部食べる、という行動を変えない限り、あなたはダイエットをスタートできないのです。

こういう人がダイエットするには、周囲の人にダイエット宣言をしてしまうのが効果的です。ダイエットという大義名分ができれば、自分の中でいいわけが立ちますから、次第に残せるようになっていきます。

さらに、外食するときも、できるだけ行きつけのお店にしておきましょう。あらかじめ残して食べるつもりなら、お店の人に一言、「食事制限中だから残してしまうかもしれないので、少なめに」と声をかけることができます。

また**食事が終わったらすぐにテーブルを離れる**ようにします。目の前に残飯があるとついつまみたい衝動に駆られてしまうからです。

もし同席した人より早く終わってしまうのなら、それは〝早食い〟のため。〝早食い〟も太りやすい食べ方なので、次からはもっとゆっくり食べるよう努力をしましょう。

もともと、食べ足りなくて食べていたわけではないので、残してもいいのだという意識の切り替えができさえすれば、〝残飯食い〟をやめるのはたやすいはずです。これからは、「その一口」をやめておきましょう。

13の「人が食べているのを見るとつられて食べてしまう」に○をつけた人は…

自分の食欲に徹底的に合わせる食べ方

同僚にお茶に誘われて、ブラックコーヒーでつき合おうと思って喫茶店に入ったのに、みんながケーキを注文し始めると、つい自分も同じものを食べてしまう。飲んだ後のしめのラーメンに誘われ、ノリで食べてしまう。

この項目に○をつけたのは、そんなつき合いのいい人が多いようです。

こんな人は、決して自分と同じような（あるいは自分よりも）**大食いの人と一緒に食事をしてはいけません。**自分の食欲をコントロールできないので、他人が食べているのを見ると、つられて食べてしまう恐れがあるからです。

同様に、仲間に誘われたときも、あまりお腹がすいていないなら、いっそ思い切って断ってしまいましょう。

また、職場のおやつの時間にはわざと席を立つのも一つの方法。とにかく、自分のリズムで食べることを最優先しましょう。

この項目には、太った人の9割が○をつけています。太った人は、食欲そのものよりも、その場の雰囲気とか、食べものの見た目のおいしさとか、気分でものを食べているところがあります。つまり、まわりの環境に影響されやすいということです。

やせるためには、気分は禁物。雰囲気に流されていては、いつまでたっても自分の食欲をコントロールすることはできません。あくまで、自分のリズムで食べるよう心がけましょう。

15の「お菓子を見ると、満腹でもつい手が出てしまう」に○をつけた人は…
食欲がなくても食べる自分をこうくい止める

これは〝衝動食い〟の一種。食べものを見ると、食欲がなくても衝動的に手が出てしまうというタイプの食べ方です。

間食で太っている人に共通するのは、周囲の環境に食欲が左右されてしまうということ。この食欲は、本来脳の視床下部が感じる満腹・空腹という生理的なものとは別に、おいしそうなものを見たり、人が何か食べるところに居合わせたりという視覚情報によって引き起こされてしまうのです。

ですから、買いおきのお菓子が目に入るところにあったり、お店で新製品のスナック菓子を見たりすると、たいして空腹でもないのに、いつのまにか手にとって食べはじめてしまうのです。

つまり、見なければ食べずにすむのですから、この衝動食いを止める第一歩は、**身のまわりに食べものを置かない**ことです。

たとえば、すぐにつまめるお菓子やパンを出しっぱなしにしないで、戸棚の奥や冷蔵庫にしまう。

また、缶入りクッキーから一度に食べる分だけ取り出したら、すぐに取り出しにくいところにしまってしまう。

クッキーなどは冷凍にしておけば、取り出してもすぐ食べられないので、待っている間に衝動がおさまるかもしれません。

また、テレビでも食べもののコマーシャルはなるべく見ないようにしましょう。

果物は健康にいいというイメージで、ダイエット中の人もよくお菓子代わりに食べているようですが、**果物にも糖分がたくさん含まれています。**特に、最近の果物は改良を重ねて大きく、甘くなっていますから、昔のものより高カロリー。食べ過ぎれば中性脂肪がふえ、必ず太るという意味で、お菓子と一緒です。たとえば、フォアグラ（脂肪肝）はガチョウにイチジクを食べさせて太らせてつくるのです。

食後なら小さめのリンゴ1個、バナナ1本程度（80kcal）以内が、一回に食べる量の目安となります。

また、果物の中の例外はアボカドで、これだけはふつうの果物の数十倍の脂肪を含み、栄養学的には「脂質の多い食品」に分類されます。

23の「イライラすると食べてしまう」に○をつけた人は…
「どんな気持ちで食べるか」が重要だった

これは〝イライラ食い〟〝気晴らし食い〟と呼べるパターンで、何かイヤなこと、気分がふさぐようなことが起きると、そのウップンを食べることで解消しようとするものです。ストレス解消法として食べている限り、なかなかやめられません。

しかしこの食べ方は、ほんとうにお腹がすいて食べているのではなく、食べることで心を落ちつかせているのですから、ほかのことに方向転換さえできればいいのです。

自分がいつもしているのが〝気晴らし食い〟であることに気づいたら、次に**イライラするようなことが起きたときの対策を、あらかじめ考えておく**のもよいでしょう。

たとえば、カラオケに行くとか、ゴルフの打ちっ放しに行く、友人に電話をかける、ジグソーパズルやテレビゲームなど、食べること以外の、体に害を与えないことなら何でもいいのです。夢中になって、頭を空っぽにできるようなものなら、効果的でしょう。このとき身近に食べものがあるとつい手が出てしまうので、目に見える場所から食べものを追放するようにしてください。

24 の「料理が残ると、もったいないのでつい食べてしまう」に○をつけた人は…

残ったおかずのおいしいリフォーム術

どうしても料理を残せない人は、**外食時は必ず好物から食べ始め、好きでないものを残すように心がけましょう。** 嫌いなものを残すのは比較的抵抗感がないからです。

どうしても残ったおかずが捨てられないなら、捨てなくて結構です。ほんとうは捨てたほうが、残飯食いの危険は減るのですが、そのとき食べないですむのなら、小分けして冷凍しておくとか、翌日に別の料理にリフォームしたっていいのです。

たとえば、ポテトサラダには、衣をつけて揚げてコロッケに、焼き肉は細かく刻んでチャーハンの具に、パスタはグラタンにすることもできます。とにかく、残ったからといって、食べたくもない残りの分まで一度に食べることはありません。

大切なのは、残飯食いをしてしまうあなたの行動を変えること。食べものを無駄にしろと言っているわけではありません。必要以上に買い物する、必要以上に作る、必要以上に注文するといった、食べる前のこのような行動が、いちばん無駄なのです。

料理が残ったらすぐにラップをかけて冷蔵庫（冷凍庫）へ。見えるところへ出しておいてはいけません。勇気を出して「もったいない病」から脱け出しましょう。

25の「食べものをもらうとつい食べてしまう」に○をつけた人は…
思い切ってダイエット宣言してしまう

会社でデスクワークをしていても、3時のお茶の時間になると、誰かの出張先のおみやげのお菓子が出てくることがあります。出張の多い部署だとこれが毎日。

そのたびに、150kcal（まんじゅう）だの80kcal（かた焼きせんべい）を、空腹でもないのに何となく食べてしまっている人、それを〝**もらい食い**〟というのです。

このタイプの人は、「せっかくいただいたからもったいない」という口実で食べてしまうので、この場合は、ダイエット宣言をして、もらわないようにすることです。

しかし、にべもなく「いらない！」とはねつけると角が立つのが日本の社会。こういうときは、3時が来たら席をはずすとか、その場で食べずに持って帰る、お菓子好きなほかの人にあげてしまうなど、食べずにすむような環境を作ってしまいましょう。

28 の「退屈になると食べる」に○をつけた人は…
手持ちぶさたが耐え切れず、惰性で食べてしまうなら

家の中で何もすることがないと、食べ物に手を出してしまう〝暇つぶし食い〟と呼ばれるパターンです。

食欲と関係なしに食べるので太りやすく、また食べたことを忘れていることが多いのが特徴です。例えば、独り暮らしの休日、会社退職後、子供が大きくなり手が離れた後など、退屈するとついお菓子を口に入れてしまうタイプです。

このような間食は、間違いなく脂肪につながります。とくに退職後は今まで間食の習慣がなかったのに、奥さんにつられてお菓子を食べるようになり、しかも通勤の運動がなくなるので太る人が多くなります。また退職後は定期健診もなくなり、病気の発見が遅れることもあるので要注意です。

思わず言っていませんか？

ダイエットを妨げる 太る口ぐせ 3

「太ったけど体調はすごくいいんですよね」

これも漠然とやせようと思っているけれども、本気でやせる気はない心の表れです。やせたら元気がないように見られる、シワ・たるみが増える、好きな食べ物をやめたくないなど、やせることに対してネガティブなイメージを持っているほうが多いので、太ったままでいることのリスクと、やせることによるメリットをたくさんあげるようにしましょう。

目先のことだけを考えず、太ったままでいると金銭面、健康面など総合的にどんな人生になるのか、少し遠い将来のことを想像して生活を見直してみましょう。

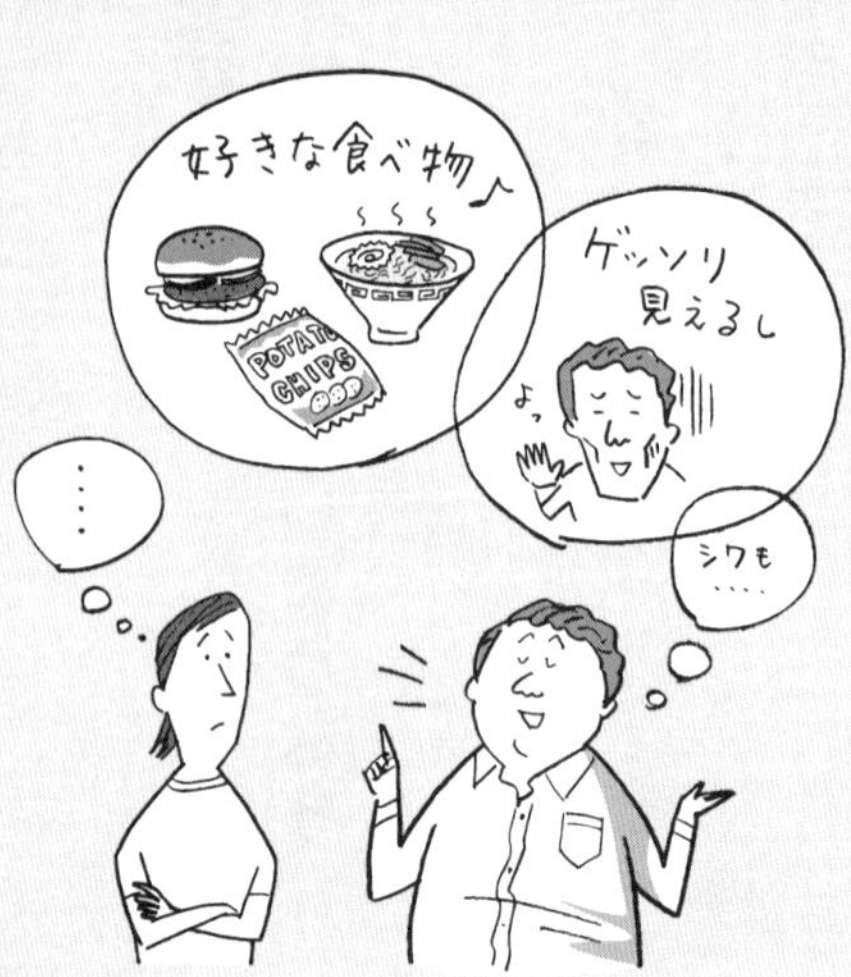

好きな食べ物♪
POTATO CHIPS
ゲッソリ見えるし
よっ
シワも….
….

「付き合いが多くて…」

たとえおつき合いが多くても、やせている方がいます。こういう方は毎日体重をはかり、ふえた体重を運動や減量で調整しているはずです。後での調整が大変だと気づけば、つき合いの都度食べ過ぎないように気をつけるでしょうし、お店やメニューの選び方にも気を配るでしょう。

つき合いが多いからとあきらめる前に、何かできることは本当にありませんか？　胃袋の満腹とは関係なく、もったいないから、すすめられるから、雰囲気が気まずくなるからなどという理由で食べたり飲んだりしているのに、つき合いがないときも調整せずに外食に出かけたりしていませんか？　体重を毎日こまめに測って、体型維持に注意を向けましょう。

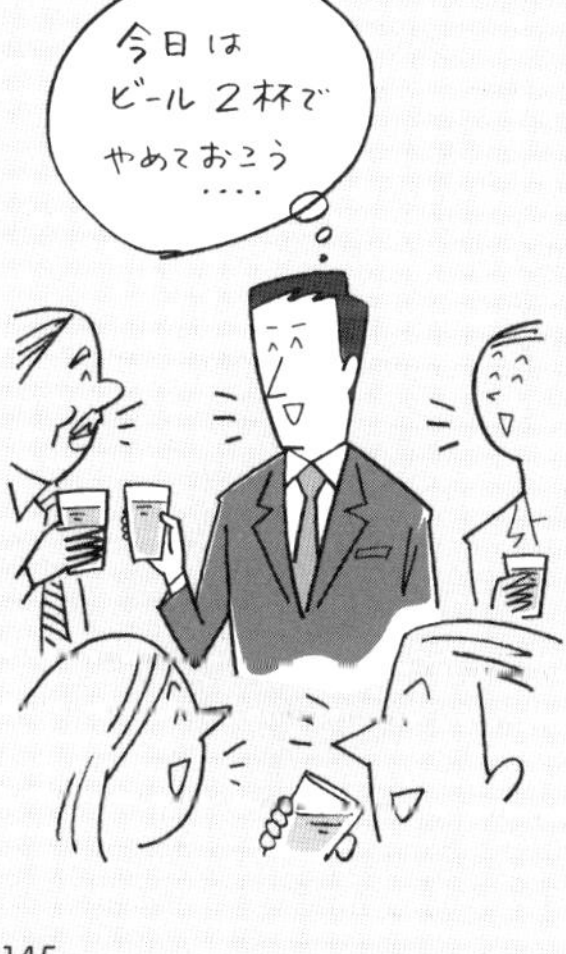

「ちょっと面倒ですね」

ウォーキングや筋肉トレーニングをおすすめしても、こういう方がほとんどです。あるいは「はい」という返事だけで、一向にやる気配がありません。

太った人の目の前に甘栗を置いた場合、皮をむいてあるときよりも、皮付のほうが極端に食べる量が減ったという実験があるように、太った人には面倒くさがり屋が多いようです。

そこでこの性格を逆手にとって、手の届く場所にはお菓子を置かず、取り出しにくい場所にしまっておけば、本来の食欲とは関係のない「なんとなく食べていた無駄な時間」を減らすことができるはずです。

また、運動を始めるときには、面倒くささやつらさを半減させる「楽しみ」の要素を持たせましょう。たとえば、仲間と一緒に行う楽しい運動や、効果を判定して励ましてくれるジムを利用する、山歩きをして写真を撮るなど、目的が他にもあれば、継続につながりやすくなります。

第4章

味の濃いもの、油っこいものはダイエットの大敵！

食べ物の好みが原因で太った人の「脂肪体重」の落とし方

2週間で食事の好みは変えられる

太った人の好む味つけは、薄味よりも、断然味のはっきりしたもの。また、イタリア料理や中華料理といった、こってりした料理やバター味が好きな人が圧倒的に多いようです。こういった料理は、それ自体カロリーが高いことに加えて、濃い味つけがご飯やパンをたくさん食べさせてしまうので、同じ量の薄味の料理よりも要注意なのです。

濃い味つけが好きということは、甘いものについても辛いものについても通じることです。塩分や香辛料にはカロリーがありませんが、こういう人は甘い味も濃いものを好み、砂糖も大量に入れるので、カロリーオーバーになってしまうのです。

そのうえ、味つけが濃いとのどがかわきます。のどがかわくなら水かお茶を飲めばよいのですが、このタイプの人は、ともすれば清涼飲料水やアルコールを飲んでしまう。こうなると、完全にアウトです。

人間は3歳までに経験した味覚や、口内感覚による食の好みを、ずっと持ち続けるとい

〈ほんのひと工夫〉薄味の料理でも満足できるコツ

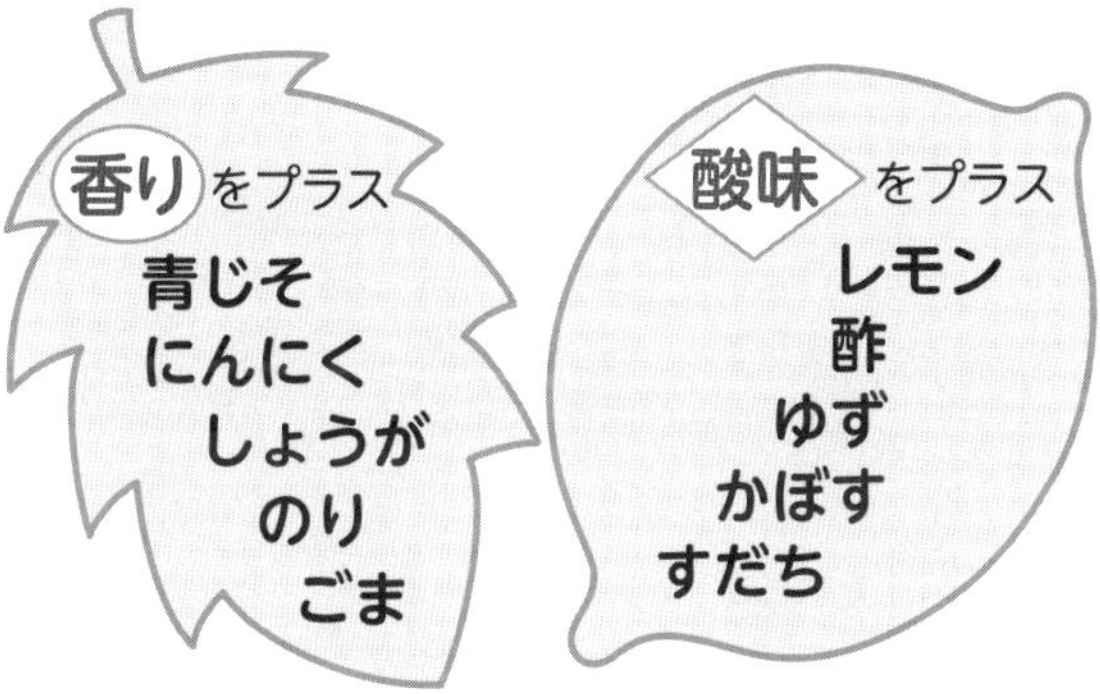

香り、酸味をプラスするだけで料理の味がひきたち、濃く感じられる

われています。だから、長年培った味の好みを変えるのはたいへんなことと思われるかもしれませんが、実は案外、すぐに慣れるものです。何でも調味料をたくさん使った濃い味でないと食べた気がしないといっていた人、油っこい料理が好きだった人も、薄味に変えて、だいたい２週間ぐらいで違和感がなくなってきます。

この、**ダイエットのはじめの２週間というのは、実は非常に大切な期間です。大きくなっていた胃がダイエットによって縮むのも２週間なら、濃い味から薄味に慣れるのも２週間。**糖尿病の治療には、

2週間の教育入院という制度がありますが、これも、ダイエットの基礎が身につく期間がだいたい2週間なのを目安にしているからです。

自己チェックによると、油っこい料理が好きな人は、やせている人では2割程度ですが、太っている人では約6割にもなります。この食事の好みが、太るかやせるかを分ける重要な要素の一つであることがわかります。

油を使うと、料理のカロリーはグンとはねあがります。せめて自分で調理するときは、テフロン加工のフライパンを使うなどして、なるべく油を使わないようにしましょう。また、電子レンジ調理や網焼き・ホイル焼き、茹でる・煮る・蒸すといった調理もおすすめです。

調理に油を使わないようにすることは、カロリーを簡単に減らす最も手っとり早い方法なのです。そのためには、たとえば同じエビを調理するのでも、天ぷらやフライにするのはやめて、塩焼きやホイル焼きにするとか、野菜炒めにするよりは、茹で野菜にするといった調理法を選ぶようにします。

まったく油をとらないと、肌がカサカサになりますが、肉や魚などの素材自体にも油は含まれているのですから、それにプラスする油を控えるくらいでちょうどいいのです。

みんなで1～2品ずつ頼む居酒屋のようなところで、やせている人を観察していると、サラダや刺し身といったあっさりしたものを注文していることが多いようです。逆に、唐揚げやフライのようなボリュームのあるものを注文する人は、どちらかというと太め。

しかしこれは、「太っているとボリュームのあるものが好きになる」わけではなく、そういうものを好んで食べる人が太るに過ぎません。そして、その好みも、わずか2週間で直せるのです。

たとえば外食などでは、**わざわざ塩やしょうゆを使わず、出てきたものをそのまま食べるところからスタート**しましょう。

おすしや刺し身もしょうゆを少しで食べられるように、次第に自分を慣らしていきます。味噌汁や漬物もなるべく減らしましょう。これらをトータルで考えると、かなりのカロリーカットになるはずです。

最初の2週間がいちばん肝心ですから、この時期だけは自分を甘やかさないように気をつけ、第一段階を乗り切ってください。

野菜、海藻類をたくさんとるうまい手

野菜や海藻類は低カロリーで、ダイエットには最適。しかし、太っている人は炒めものや揚げものなどのこってりした料理のほうに手をのばしがちで、こういうあっさりした料理は、どうしても後回しにしてしまいます。

最近、コンビニのお惣菜売り場には、煮物やおひたし、ひじきといったメニューが並んでいます。おにぎりやお弁当で昼食や夕食をすませている人は、好きでなくとも、ぜひここで**野菜・海藻を使った「ジミ系」のお惣菜パックを一緒に買いましょう**。マカロニサラダやポテトサラダなど、マヨネーズをたっぷり使ったサラダ類はやめておきます。

これら地味なお惣菜は繊維質が多くローカロリーで、ビタミンやミネラルも豊富なので、栄養が偏りがちなコンビニ・ディナーを充実させてくれます。そして、これらを最初に食べると、特に生野菜などは水分も多く胃がふくれて、その後食べるご飯などの量が抑えられ、ダイエット効果が大きくなります。

外食が多いと、野菜や海藻はなかなかとれないものですが、1日30品目食べるように心がけると、自然にこれらを食べることができるようになります。30品目というのはそうとう多い品数で、肉や魚はそんなに種類がありませんから、種類の多い野菜や海藻を勘定に入れないとなかなか30品目に達しません。

自炊する人なら、筑前煮やおひたし（冷凍してもよい）、ゆで野菜（汁物や炒めものの具にする）といった野菜料理を多めに作りおいてみてください。昼食や夕食では自然と野菜はとれますから、朝食にそれをとるようにすると、1日に必要な野菜の量を満たすことができます。

お酒を飲むときはおつまみに注意する

最近は男性だけでなく、女性にもお酒がやめられなくてやせられない人がふえてきました。アルコールにももちろん、カロリーはあります（1g＝7kcal）が、栄養価はゼロです。

また、**アルコールは飲むとすぐにエネルギーに変わってしまうといわれ、蓄積されるカロリーは7kcalのうち5kcal程度**といわれています。

「じゃあ、いくら飲んでも太らないの？」かというと、それは早とちりというもの。たしかに、お酒だけ飲んでいるアルコール中毒の人は、あんなにたくさん飲んでいても、やせた人が多いようです。でもふつうの人は、お酒を飲んだら何かしらつまみを食べます。よくビール太りといいますが、ビールそのものよりもつまみのカロリー（柿ピー1袋220kcal、フライドポテトSサイズ240kcalなど）で太ることが多いようです。

さらに、飲む場合は注文する品数がたいてい一品ふえます。どちらかというとお酒より、このつまみのカロリーが問題になってくるのです。

お酒が入るとどうしても脳の自制心がゆるみ、つい高カロリーのつまみに手を出してしまうもの。そのうえ、最後にラーメンでしめるクセのある人、甘いものを食べないと気がすまない人など、日頃の悪い習慣が浮上し、カロリーオーバーになってしまいます。

また、**アルコールと同時に脂肪や糖分をとると、アルコールが先にエネルギーに変わるため、食べたものがエネルギーとして消費されず、脂肪に蓄積しやすくなります。**だからできれば、ダイエット中は禁酒が望ましいのです。

そうはいっても、つき合いでお酒を飲まなければならない人もいますし、パーティーの誘いを断りたくはないでしょう。そんなときは、１日２００kcal程度のアルコールならＯＫ。

お酒に関しては「糖分の入っていない蒸留酒（ウイスキー、焼酎など）はいいけれど、糖分が含まれる醸造酒（日本酒、ビール、ワインなど）はよくない」という人がいますが、先ほどお伝えしたようにアルコール自体にカロリーがあるので、アルコール度を考慮しなければなりません。たとえば１合の日本酒と焼酎を比べると、アルコール度の高い焼酎の方が、85kcal多くなります（２００kcal vs ２８５kcal）。

サワーやカクテルなど甘いお酒はカロリーが高いので、飲まないほうがよいでしょう。なお、焼酎やウイスキーなどアルコール度の強いお酒は食道がんの発症率を高めるので薄く割って飲んでください。

アルコールのとり過ぎによって、脂肪肝、肝硬変や肝がんになることもあり、健康のためにも飲み過ぎはよくありません。また、アルコールを飲むと食事時間が長くなります。少しずつつまんでいてもトータルのカロリーは多くなるのです。そのうえ２次会に行くと、さらに摂取カロリーがふえてしまいます。

しかし、**お酒を飲んだからといって、その分食事を抜くようなことをしてはいけません。**お酒と食事はまったく別のもの。アルコールでは栄養はとれないのですから、必ず食事は三食きちんと食べましょう。ただ、おやつをその分なくすとか、つまみにはなるべくローカロリーのものを選ぶなどの工夫をしてください。

許容範囲である200kcalのお酒の量については、以下に続く各チェック項目の解説のところで述べますので、参考にしてください。

18 の「アルコールをよく飲む」に○をつけた人は…

ご飯大盛り一膳分までならお酒もOK

アルコールがとても好きな人に、ダイエットだからと禁酒を強いるのはむずかしいものです。まったくアルコールが飲めないと、それがストレスになって、反動で食べ過ぎてしまうこともあるからです。

また、アルコールには食欲増進作用があり、また飲むうちに心の抑制もとれてくるので、ついだらだらと食べ過ぎになりがちです。ピーナツやレーズンバターなど、高カロリーのものは避け、つまみにはできるだけローカロリーのものを選び、アルコールは200kcal（ご飯大盛り1膳程度）相当までに抑えておきましょう。

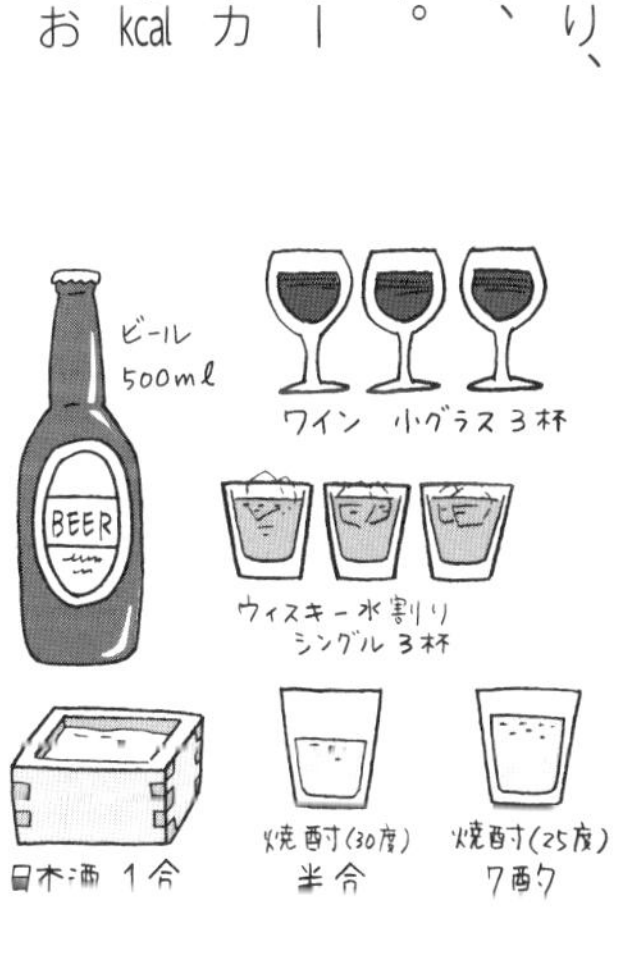
ビール
500ml
BEER
ワイン 小グラス 3杯
ウィスキー水割り
シングル 3杯
日本酒 1合
焼酎(30度)
半合
焼酎(25度)
7酌

ビールなら…500ml（中ビン1本）
ウイスキー水割りなら…シングル3杯
ワインなら…小さいグラス3杯
日本酒なら…1合（180ml）
焼酎なら…半合（30度）、7酌（25度）

19の「甘いものが大好き」に○をつけた人は…

〝とにかくお菓子を見ない作戦〟が効く

この項目に○をつける人は、太っている人もやせている人も同じくらいいます。では、どうして太る・やせるに差が出るのでしょうか。

太っている人とやせている人が甘栗を食べているところを観察していると、両者の違いがはっきりします。皮を向いた甘栗をお皿にたくさん盛っておくと、食べているうちに、だんだんやせている人の手が止まってきました。しかし、太っている人はあいかわらず、おしゃべりの合間に食べ続けています。

やせている人は、ある程度食べてお腹も心も満足すると、もうそれ以上食べたいとは思わなくなり、食べるのを自然にやめたのです。

これに対し、**太っている人は、目の前に甘栗があると、そこでやめることができず、いつまでも食べ続けてしまう**のです。皮をつけたままの甘栗を盛った場合は、やせた人は同じように途中で食べるのをやめます。ところが、今度は太った人も途中でやめてしまいます。これは皮を剥《む》くのが面倒くさいためです。ここがやせた人と太った人の最大の差なのでしょう。

太っている人は、食欲よりも周囲の環境（たとえば、お菓子の買いおきがあるという環境）に影響されて食べてしまう傾向があります。しかし、これは逆にいえば、そういう環境を作らなければ、お菓子を食べようと思わないということになります。

ですから、家の中では、目にはいるところからお菓子を追放し、食べることが面倒な場所にしましょう。

20の「油っこいものが好き」に○をつけた人は…

同じ食べ物も調理法でダイエット・メニューに

この項目に○をつけた人は、やせている人が20%なのに対し、太っている人では60%。まさに**太る・やせるの分かれ目の一つ**といっていいかもしれません。

最近はやりの糖質制限ダイエットでは、糖質（炭水化物）を食べなければ油っこいものはいくら食べてもよいことになってしまいます。これは油っこいものやタンパク質だけではそんなにたくさん食べられないということらしいのですが、太った人は胃が丈夫なのか、制限なしに食べてしまい、カロリーオーバーでますます太ってしまう人がいるのです。

油っこいものは、極力避けるのが賢明です。たとえば炒めものなどは、簡単なためよく作りがちですが、油をたくさん使うので高カロリー。自炊をするなら、基本的に油を使う料理は避けましょう。それは、炒めものと揚げもの、バター焼きなどです。

せっかくローカロリーの野菜や魚を食べる場合も、マヨネーズをかけたり、ムニエルにしてしまうと高カロリーになってしまいます。ゆで卵は１個なら80kcalなのに、目玉焼きは１００kcal、オムレツなら１１０kcal、スクランブルエッグにすると１４０kcal。煮る・蒸す・茹でる・網焼きなどは、油を使わずにすみます。電子レンジも、油を使わないで素材を調理できる便利な道具ですから、ぜひ活用しましょう。

もちろん、本当は自炊するのがベストなのですが、忙しい人はそうもしていられません。その場合、コンビニなどでお惣菜を買うときも、油っこいコロッケやカツなどはできるだけ避けるようにします。買うときの基準となる知識が持てるように、暇なときにはカロリーブックを眺めて、自分の食生活が数字でいえるくらいに努めてください。

21の「野菜、海藻類が不足している」に○をつけた人は…

食事の最初に野菜を食べるカロリーセーブ法

これらはビタミン・ミネラルを含む大切な食品群で、しかもローカロリー。また繊維質が豊富で、食べたものの消化吸収を遅らせるので、食事の最初に食べて胃を満たし、全体の食事量をセーブしましょう。糖の吸収がゆっくりになり、糖尿病の人には血糖が上がりにくいという効果があります。

ただし、同じメニューを全部食べれば、どんな順番でもカロリーは同じでやせません。特に太った人は偏食が多く、野菜類をまったく食べずにミネラルが不足している人がいるので、努めてとるようにしてください。

しかし、一つ気をつけなければいけないのは、きのこ・こんにゃく・海藻といったノンカロリー食品についての考え方です。**ノンカロリー食品ばかり食べるようにすれば、お腹が減らずにやせる、などと思うのは早計**です。こういったノンカロリー食品ばかりを食べていても、前に説明したように胃がどのくらいふくらんで、脳が満腹を感じるかということは改善せず、食べ過ぎの原因が改善されません。また、ノンカロリー食品をいくら食べても、糖分や脂肪分がないため、満腹中枢が刺激されず、いつまでも脳の満足感は得られません。結局カロリーのあるものに手を出してしまい、あなたを太らせる結果となるのです。

22 の「ファストフードやインスタント食品をよく食べる」に○をつけた人は…
基本原則「手軽に食べられるものは高カロリー」

ハンバーガーやカップラーメンなどのファストフードやインスタント食品は、手軽なため、若い人などではそればかり食べてしまう人もいるようですが、あくまで時々楽しむ程度にとどめておきたいものです。

沖縄の男性の肥満がふえ、平均寿命が下がってきたのは、東京よりも10数年早く入ってきたファストフードも一因と考えられています。

ファストフードの食品の栄養素を見ると、そのほとんどが脂肪と糖質で、ビタミンやミネラルはまず含まれていません。しかも、ハンバーガー1個が300kcal、フライドポテトのSサイズが270kcal、チキンフィレサンドでは1個400kcalと、ペロリと食べてしまえるわりに、驚くほど高カロリー。3〜4分でできるカップ麺や電子レンジ用食品にしても同様です。

どうしてもファストフードを食べたいなら、テイクアウトにして、家で野菜類をたっぷり添えるなど、栄養が偏らないような工夫が必要。インスタント食品も、野菜や卵を加えたり、麵の量を減らすなど、一手間加えてみましょう。

ほとんどの食品についていえることですが、**「手軽に口にできるものは高カロリー」**といってさしつかえないでしょう。手軽に買えてすぐ食べられる加工食品には、油がたくさん含まれているものが多いのです。

このことを、ダイエット中は肝に銘じ、できればこれらの食品を避けるにこしたことはありません。

29の「ジュース、コーラ、缶コーヒーをよく飲む」に○をつけた人は…

缶コーヒー1本＝砂糖大さじ2杯分のカロリーがある

毎日何気なく飲んでいる缶コーヒーやジュース……。別にこれでお腹がいっぱいになるということもありませんし、満足感もありません。しかし、これら清涼飲料水で太ってしまう人は、皆さんが思っている以上に多いのです。

だいたい**缶コーヒー１本で80kcalもあり、これは砂糖大さじ２杯分のカロリー**です。ご飯ならお茶碗半分にも相当し、これを１日２本、３本と飲んでいるとするなら、毎日砂糖を大さじ5杯も10杯もなめているようなものです。

「私は果汁１００％ジュースしか飲まないから大丈夫」というのも通用しません。確かに、ビタミン類がとれるので栄養素としては多少すぐれているでしょうが、問題はカロリー。果物の甘さだって糖分には変わりなく、カロリーは缶コーヒーと同様です。何本も飲めば当然、太ります。スポーツドリンクも１本80kcalあります。これは約50分歩くと消費できるカロリーで、運動しなければ脂肪として体に蓄えられてしまいます。

最近はノンシュガーのものがふえているので、清涼飲料水やジュースを飲む場合はノンシュガー、ノンカロリーのものを選んでください。ただし、０カロリー飲料には人工甘味料が含まれています。これを長期にわたりとり続けていると、どのような健康被害が起こるかはまだわかっていません。

のどがかわいているときはどんな飲みものでも、**いちばんおいしいのは「最初の１杯」**なのです。たいして味わっていないのに、のどがかわいたとき、なんとなく缶コーヒーを買ってきて習慣のようにして飲んでいると、すぐカロリーオーバーになってしまいます。かわきをいやすだけなら夏の暑い日、お風呂上がりなどはまず1杯目にミネラルウォーターやウーロン茶を飲むようにしてみましょう。結果はすぐ、体重に表れるはずです。

「お菓子は絶対食べません」

やせるためにこんな宣言をする人がいますが、世の中にお菓子がある以上このようなことは不可能です。案の定、ガマンできずにお菓子を食べてしまうと、私は意志が弱いからという言い訳が始まります。意志のせいにするのではなく、守れそうな現実的な目標を設定することが必要です。

太った方は、まじめで完璧主義が多いので、毎日必ず5km走る、来月までに絶対5kgやせるといった高い目標を掲げ、少しでもできないと一切やめてしまう傾向があります。テストなら100点でなければ0点同様と考えているのと同じことです。まずは70点での合格を目指しましょう。

体調や天候が悪いときに無理をして運動をすると、かえって危険なこともあります。運動は長く続けることで初めて効果が表れるので、頑張らずに気楽に始めましょう。ストレスの多い方は、食べたり飲んだりして解消するよりも、動いて発散できれば理想的です。

「やせようと思えばいつでもできます」

やせることに妙に自信を持っている方がいます。でもそんなに簡単にやせられるなら、なぜ太っているのでしょう。それはリバウンドをしているからです。

男性ではスポーツ経験者に多いようです。メタボリックシンドロームを指摘された途端に、昔とった杵柄とばかりにランニングなどのきつめの運動を始めます。しかし、若かったときとは違って体力が落ちているうえに、仕事も忙しいので、きつい運動を続けられるわけがありません。そればかりか、激しい運動は、膝や腰に負担がかかったり、動脈硬化が進行している場合は、心臓発作を起こす危険性すらあります。

女性はダイエット経験者に多く見られます。1日1食、炭水化物抜き、リンゴダイエットなど、ふだんの生活からかけ離れた無理な減量は、決して継続できません。確かにダイエット中は体重が減りますが、挫折して元の生活に戻ると同時にリバウンドが始まります。

従来の生活の中に太る原因があるのに、それを修正せずにいきなり違う方法をとり入れても、結局は長続きせずに体重も生活も元に戻ります。しかも急激に体重を落とすと、筋肉や骨などの大切な身体の一部をそぎ落としてしまうのに対して、リバウンドするときは脂肪だけで体重がふえるので、体脂肪率が高くなります。減量・リバウンドをくり返すヨーヨー現象は、筋肉の少ない太りやすい体を作り上げてしまうので、間違ったダイエットならやらないほうがマシなのです。

また、年齢とともに基礎代謝が下がるのでやせにくくなります。そのうえおしゃれに対する意識も薄くなり、お腹まわりを意識しないゆるめの服ばかりを着るようになり、気がついたときにはとり返しのつかないウエストになってしまいます。

「いつでもやせられる」と気をゆるめるのではなく、いくつになってもおしゃれを意識して、体にフィットした服を着ていれば、わずかなウエストの増加も見逃さなくなります。

第5章

筋肉がつけば食べてもやせられる！

運動不足が原因で太った人の「脂肪体重」の落とし方

じっとしていてもカロリー消費できる体になる方法

運動で消費するカロリーはあまり多くはないので、食べる量の多い人が、食事を減らさずに運動だけでやせようと思っても、それはムリな話です。また、このタイプの人は、体を動かすのがキライですから、運動を強制すると、かなりストレスになり、ヤケ食いしてしまうでしょう。

しかし、多分あなたは筋肉が少なく脂肪の多いブヨっとした体型か、手足が細くてお腹だけポッコリした体型だと思います。これでは食事を減らしても、やせる効率は低いままです。

人間の体は、代謝が活発な筋肉がたくさんついていると、それだけで基礎代謝（生命を維持するのに必要な、1日寝ていても使うカロリー）が上がります。つまり、ふつうに生活しているだけで、筋肉の少ない体に比べてたくさんのカロリーを消費しているわけで、太りにくい体であるといえます。

これに対し、代謝が不活発な脂肪がたくさんついていれば、基礎代謝量は低くなり、筋肉質の人と、同じものを食べていても太りやすいのです。

運動をせずに、食事を減らすだけでやせようとすると、脂肪だけではなく、筋肉も落ちるので、脂肪体重の割合はあまり減りません。これでは効率がよくないばかりか不健康で、その上プロポーションも悪くなってしまいます。

運動には、体の脂肪をエネルギーとして使うジョギングや水泳、ラジオ体操などの有酸素運動と、筋肉を鍛える短距離走や腕立て伏せといった無酸素運動があります。**筋肉をふやして脂肪を減らすには、有酸素運動を主体にして、無酸素運動を加えるとよい**でしょう。

筋肉は、鍛えると太くたくましくなり、ひきしまって見えるようにはなりますが、ついている脂肪の量は減りません。しかし、筋肉をつけておけば、寝ていてもカロリーを使ってくれる基礎代謝量がふえますから、脂肪だらけの体よりは当然やせやすくなり、ダイエットの効果も大きくなります。

年齢が上がるとともに、基礎代謝量は下がります。若いころと同じ量を食べ続けてしかも運動しなければ、どんどん太ります。

実際、体重は同じであっても、中年以降は若いころより筋肉や骨が減り、脂肪体重がふえてきます。若いうちから運動をして筋肉を保つことを意識していれば、健康上も好ましく、太りにくい体を作ることになるでしょう。

また**太っている人は、やせている人より日常生活において座っている時間が１６４分長い**という統計的データもあります。特別な運動をしなくても、毎日なるべく座らないように心がけるだけでやせてくるはずです。

脂肪体重を減らすのはこんな運動

短距離走や筋力トレーニングなど、筋肉を鍛える無酸素運動も、もちろんエネルギーは消費しますけれど、それは筋肉に蓄えられている糖分が消費されるだけで、「脂肪を燃やす」には至りません。したがって、無酸素運動は、筋肉はついても、脂肪体重を減らすためには効率の悪い運動といえるでしょう。

脂肪体重を減らすのは、食事のカロリーを減らすとともに、なんといっても有酸素運動。しかも、できれば**7分以上続ける**ことです。

有酸素運動でも、最初はおもに糖分がエネルギー源に使われるのですが、一定時間以上続けると、しだいに脂肪が燃え始め、脂肪体重の減少に結びつくのです。一定時間とは、以前は20分といわれていましたが、最近は７～８分の細切れな運動でも、運動後の余熱で脂肪が燃えるといわれています。

やせる早道は、ジョギング、ウォーキング、水泳といった運動を、ゆっくり気長にやることです。しかも、運動の代謝効果は２～３日で消失するので、できれば１日おきに、１週間トータルが１２０分くらいやるのが理想です。

脂肪体重を減らすためなら、激しい運動をする必要はまったくありません。運動が激しすぎると、７分以上継続できないため効率よく脂肪が使われず、またお腹がすいて食事がカロリーオーバーになりがちなので、かえってダイエットにはマイナスになることが多いのです。

そのうえ、今まで運動不足だった人が、急に激しい運動を始めると、膝や足腰の関節痛の原因になったり、太っている人は心臓にも負担がかかり、心臓発作危険があります。ダイエットのための運動に、ムリは禁物です。第一激しい運動はつらくて長続きしません。ジョギングとウォーキングではジョギングのほうが統計的に途中で挫折してしまう人が多いというデータもあります。

安全に運動をするには、運動をして「少し汗がにじみ、ややきついと感じる」程度を目安にしてください。運動中、話もできないほど息切れするようでは、その運動は強すぎるのです。といって、鼻歌を歌いながらでもできる運動では弱すぎるので、少し息切れはするが会話ができる程度の運動が適当でしょう。

運動中の脈拍数も、運動の強さの指標になります。**1分間の脈拍数が20〜30歳代で130、40〜50歳代で120、60〜70歳以上なら110程度が「適当な運動」の目安**です。自分にとって適当な運動量を知っておきましょう。

"運動して食べすぎ解消"は甘すぎる実証

「食べるのをガマンするくらいなら運動してやせる！」

食べることが好きな人には、こういいはって、やおらジョギングやらテニスを始めるケースがあります。しかし、食べたいものは全部食べたうえで、運動だけでやせようというのは、少し甘すぎる考えです。なぜなら、どんなに体力的にキツい運動であっても、それによって消費されるカロリーというのは、びっくりするほど少ないものなのです。

たとえば、テニス。1時間ぶっ続けでやっても、消費されるカロリーはたかだか400kcal程度。食べものでいうと、フィッシュバーガー1個分にしかなりません。ジョギングで1kgやせるには、十数時間休みなしで走らなければなりません。

そもそもテニスなどは相手と場所の確保が必要となるため、継続が命のダイエットには不向き。週1回のゴルフでは、レクリエーションにしかなりません。では、どんな運動がいいのでしょうか。

ダイエットに最も適している運動とは、①有酸素運動であること　②ゆったりした運動で、できれば7分以上続けられること　③毎日続けてもムリがないこと　④1人でできること　⑤いつでもできること　⑥どこででもできること　⑦特殊な器具などを必要としないこと、以上の条件を満たしていなければなりません。これらをすべて満たす、**私のおすすめの運動は、「ウォーキング」**です。

ただだらだら歩いていても、あまり意味はありませんが、歩き方に気をつけさえすれば、ウォーキングはダイエットに最適な運動です。だいたい、のんびり歩いている人を追い越すくらいの速さで30分歩けば、軽いジョギング15分と同等のカロリー（120kcal）を消費できます。

1日に目標としたい運動量は、消費カロリー300kcal。これよりたくさん運動すると、今度はお腹がすき過ぎてしまい、結局何か食べてしまうことになりかねません。ウォーキングならだいたい、1日1万歩が目安です。運動を始めたときは、毎日歩数計でカウントしましょう。1カ月もすれば、今日は何歩歩いたか、歩数計を見なくてもだいたいわかるようになります。「毎日一万歩」をクリアできれば、あなたは歩数計を「万歩計」と呼べ

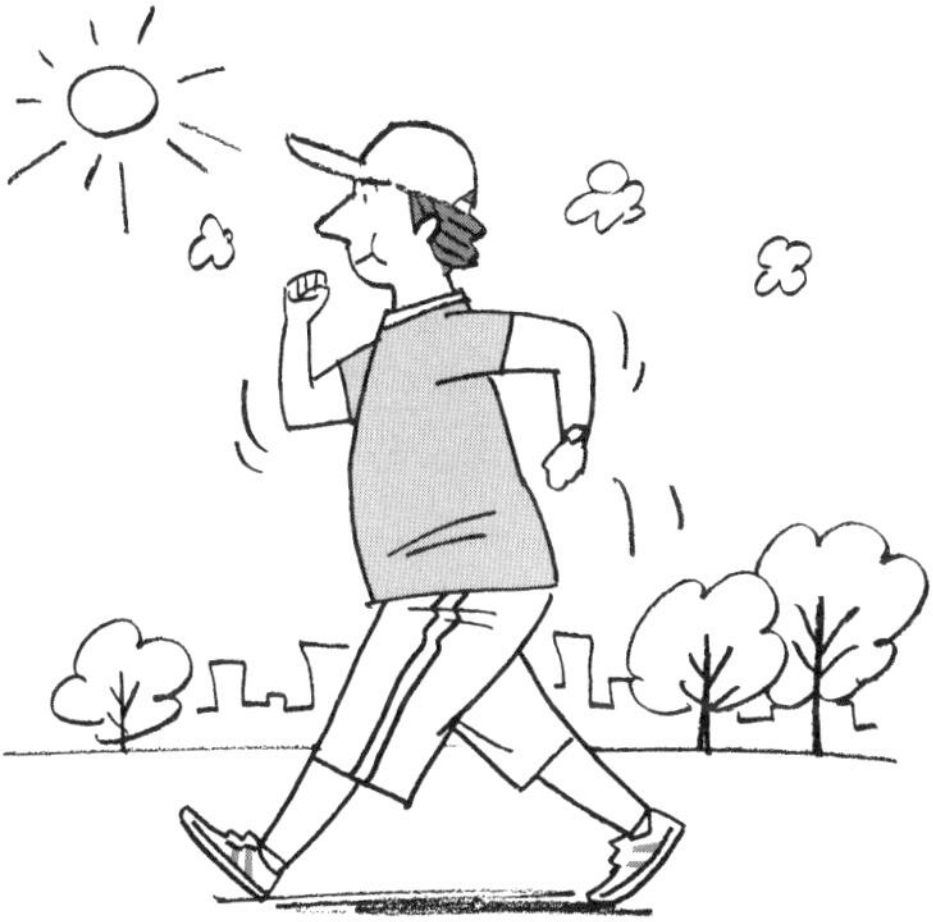

る資格が持てるのです。

太っている人には、歩くだけでも、足や膝の関節には体重の1・3倍もの重量がかかるので、激しい運動はもちろん、軽いジョギングもウォーキングもすすめません。ある程度体重が落ちるまでは、膝や足腰の関節に負担がかからない水中歩行かエアロバイクから始めるといいでしょう。

「運動で消費されるエネルギーはしれたもの」とはいいましたが、だからといってあきらめてはダメ。外食で食べ過ぎたなと思ったら、どうぞムダだなどと思わず、30分ぐらいは歩いて帰りましょう。

もちろん、それでカロリーがチャラになるわけではありません。しかし、そのくらいの心がまえでいることは、ダイエットにとってとても大切です。

「食べたら、使う」。そんな気持ちでいれば、外食のメニュー選び一つにしてもおろそかにできなくなります。カロリー過剰になれば、あとで苦しい思いをしなければならない――こんな風に思考が回転していけば、もう大丈夫。ダイエットの最重要点はクリアしたことになります。

26の「運動が嫌い」に○をつけた人は…

ムリしない運動がいちばんやせる

ダイエットの基本は、あくまで食事によるカロリーのコントロール。とはいっても、健康にやせるためには、軽い運動をするに越したことはありません。運動はダイエットをスピードアップしてくれます。運動が嫌いな人は、**ムリにスポーツに取り組んだりせず、できるだけ座らないようにするなど、生活の中の活動量をふやしていきましょう。**

太った人とやせた人の一日の生活を比較すると、やせた人の方が、立っていたり動いている時間が約２・５時間も多い、という研究があります。これは３５０kcalのエネルギー消費に相当するので、太った人がやせた人なみによく動くだけで、20日で脂肪体重が１kg落ちる計算になります。

犬の散歩や、買い物で歩くこと、エレベーターを使わず階段を使うなどでＯＫ。

現在、１日の歩数が５０００歩だったら、次の２週間はこれより２割増の６０００

歩をめざす、20分歩いていたら5分延ばすなど、2週間で少しずつ運動量をレベルアップさせ、次第に最終目標の「1日1万歩」に到達すればよいでしょう。

しかし、そんな場合でも、体調が悪いときや、翌日筋肉痛になったときなどは、休んだほうがよいでしょう。ムリは禁物です。

まじめな性格の人だと、運動し出すと毎日何がなんでもやらないと気がすまなくなったりするものですが、こうなると、一度でも運動を休むと、たちまち挫折してしまったりするもの。こういう極端な考え方はやめて、もっと柔軟な目標に切り換えます。

目をつり上げて運動していると、体や心にムリをさせかえってストレスとなり、ひとたび挫折したときの反動が大き過ぎ、危険です。

27の「車を使うことが多い」に○をつけた人は…

自分の脚に勝る運動器具はない

郊外にお住まいの方は特に、ちょっとの距離でも車を使うことに慣れてしまっていることが多いようです。しかし、**日本で糖尿病などの生活習慣病がふえだした時期は、車の所有台数がふえだした時期とちょうど一致**しており、車が日本人の運動不足に大きく貢献（？）していることがわかります。

車の運転には、まったくといっていいほどカロリーを使いません。すっかり車が自分の脚になってしまっている人、生活を見直してください。せめて自転車を使ってみましょう。坂道（上り坂）を自転車でこげば、カロリー消費とともに、脚の筋肉も鍛えられます。

しかし、何といってもベストなのは、歩くこと。５分、10分の距離なら、車を使わず歩きましょう。５分で約５００ｍ、これならゴルフのロングホール程度です。ゴルフ場で歩けるのなら、街中でタクシーを使う必要はないでしょう。

車通勤の人は、わざと会社から遠い駐車場を借り、歩かなければ行けないようにするのも一つの方法です。**自分の脚がいちばんよい運動器具**なのです。

34 の「『食べすぎ』ているよりも、『運動不足』になっている」に○をつけた人は…

運動不足だけで太っている人は本当はいない

この項目には、太った人の8割が○をつけています。

しかし、運動不足が、太っている原因のメインになることは、まずありません。スポーツ選手でもない限り、ふつうの人が運動によって消費する1日のカロリーは、せいぜいケーキ2個分程度です。この程度なら、ちょっと食べれば、すぐカロリーオーバーになってしまいます。

このタイプの人は、おそらく運動不足であることも事実でしょうが、それ以上に食べ過ぎているから太るのです。それを、「運動不足」が原因だと思いこみ、自分がいかに食べているかに気づいていないのです。

「運動不足」とあきらめる前にまず、食事日記で、1日の総摂取カロリーをチェックしてみましょう。太るのは必ず、食べ過ぎているからです。

「○○kgまではやせられるけど、ここからはやせません」

正しい方法の中で、自分に合ったもの、無理しすぎないものをいかに長く続けられるかがダイエットのカギを握っています。

減量をはじめて少し経過すると、同じ努力をしているのにまったく体重が減らない「停滞期」が訪れます。食べる量を減らして運動を始めると、少ないカロリーでもなんとか体内環境（体温、血液成分、血流量など）を維持しようとする体の適応現象です。

停滞期には、摂取した食べ物の利用効率を高めたり、基礎代謝を低くしたり、活動による消費カロリーを減らしたりなどの現象が体内で起こります。体の水分も抜けにくくなります。

つまり、体重が減らなくなるわけですが、本当の減量は最初の停滞期からがスタートといっても過言ではありません。

減らした体重をいかに戻さないようにするか、なかなか体重が減らなくても忍耐強く続けられるかが真の意味での減量です。

停滞期は減量中に何度も訪れます。体重が減らなくなったらダイエットをやめてしまうのではなく、さらに減らすためにはスタンバイ期間がつきものだと認識しましょう。

停滞期には、いつもと違う体操や筋肉トレーニングをすると、その期間を短くすることができます。長くて2週間くらい続きますが、それよりも長く体重が停滞するときは、摂取量が多いので見直しましょう。

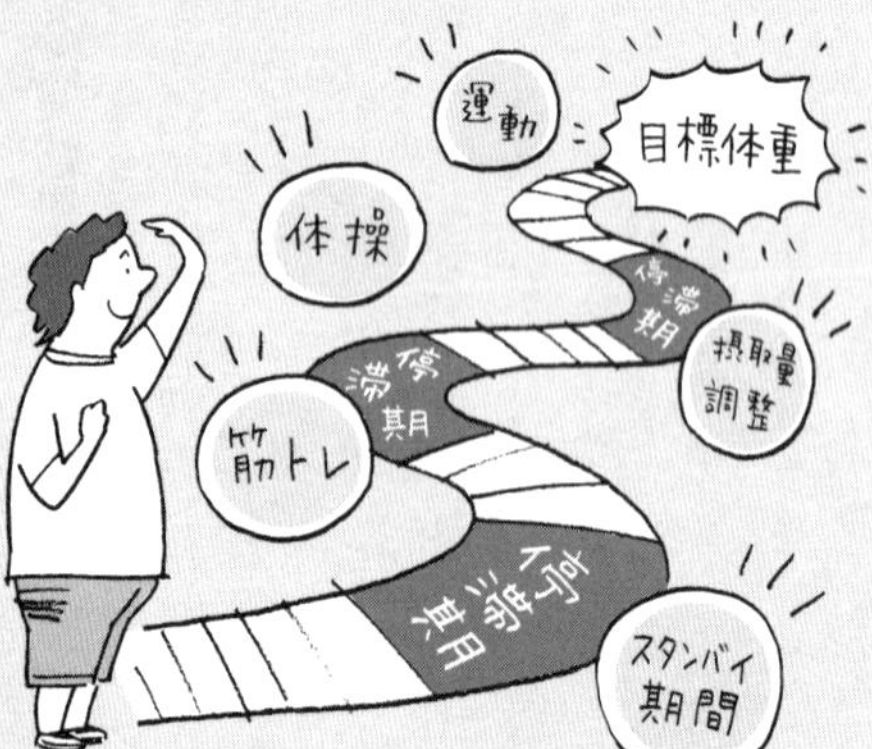

「努力したはずなんだけど」

運動したり、1食抜いたりと血のにじむような努力をして、自信満々でクリニックの体重計に乗ってみると、ほとんど変化なし。ときに若干ふえていることもあります。ショックのあまり「この体重計がおかしい」と、クレームをつける方もいます。

でも振り返ってみてください。運動したから、1食抜いたからと気が緩んで、何か食べたり飲んだりしませんでしたか。

「努力」が「努力したはず」になってしまうのは、頑張っているイメージだけが記憶に残り、食べたり飲んだりした記憶はあまり残っていないことが原因です。

このような方は物事を感覚的に進める傾向があるので、体重の変化が一目でわかる「体重グラフ」をつけるのがおすすめです。体重が増加傾向であれば食事を減らしてよく動く調整日を設けて、元の体重に早く戻しましょう。

感覚で調整しても減らないときには、食事内容を書き出せば原因がはっきりし、減量がスムーズに進みます。

第6章

やってはいけないダイエットの鉄則はコレ!

食べ方が原因で太った人の「脂肪体重」の落とし方

同じ量なら、食事の時間が長い人ほどやせる

レストランでオーダーした食べ物が1品だけ忘れられて、待っているうちにお腹いっぱいになって食べなくてもよくなったことはありませんか？

ここからはちょっと難しい話になりますが、脳の視床下部というところには、満腹感を感じる満腹中枢というものがあります。満腹中枢は、糖分が吸収されて血糖値（血液中のブドウ糖の量）が上がったり、脂肪やタンパク質の刺激により十二指腸からホルモンが出てきたり、食べたものにより胃の壁がふくれたり、などのさまざまな情報を受けとり、満腹したという信号を大脳に送ります。この満腹中枢はだいたい、**食べ始めてから20分くらいして、「お腹いっぱい」というサインを出す**のです。

待っている間にお腹が落ちついてしまうのは、こういう理由があるからなのです。ということは、もし食事を5分でたいらげてしまったら、満腹中枢から指令が出るまでの約20分間は、ずっともの足りない気分でいなければならないわけです。

食事には、時間はいくらかけても結構です。長ければ長いほどよく、最低20分はかけて食べるようにしてください。もちろん、あらかじめ決められた量を、ですが。ただだらだら食べていたら、ますますカロリーオーバーになってしまうだけ。そうでなければ、一食に1時間かけようが2時間かけようが、まったく問題ありません。

また、**同じ量の食事であれば、1回にまとめて食べるよりも、3回、5回と分散させて食べたほうが太りません**。極端な話、量がふえなければ1日10食になったっていいわけです。

これは、食事の間隔があいて空腹になると消化吸収が活発になり、次に食べたものが、脂肪に蓄えられやすくなるためです。したがって、1日1~2食でまとめ食いし、よく味わいもせず短時間で食べているとしたら、それはいちばん太りやすい食べ方を実践しているようなもの。力士の食事はまさにこれなのですから。

太っている人は、食べるそばから次の食べものに箸をのばすといった、せっかちな食べ方が多いことと、一回に口に入れる量が多い、よく噛んでいないことが特徴です。まとめ食い、早食いのクセを直すだけでも、脂肪体重はグンと減るでしょう。

満腹感が得られない原因「ながら食い」

食べる時間や回数が、ダイエットに影響を与えることはわかりましたが、食べるときどんな状況にあるかは、ダイエットにとって何か意味があるのでしょうか。

本来、食事は私たちにとって大切なものです。栄養を補給するだけでなく、おいしいものを食べる喜び、リラックスする効果など、楽しい時間であるはず。しかし、太った人には、この食事の時間を案外おろそかにしている人が多いようです。

さまざまな食べ方のスタイルの中で特に多いのが「ながら食い」です。これはテレビを見ながら、パソコンを見ながら、メールをしながら食べるもので、一人で食事をとる人にありがちな光景です。

こういう食べ方は、てきめんに太ります。

さきに述べた満腹中枢からの指令というのは、大脳に行くわけですが、テレビや新聞に集中して食べることが上の空になっていると、その指令を大脳が受けとらなくなってしまいます。じゅうぶん食べて血糖値も上がったし、**もう食べないほうがいいよ、と満腹中枢は大脳に教えたいのに、無視されてしまう**のです。

ほかのことをしながら食事をすると、いつまでたってもお腹がいっぱいにならず、だらだらと食べ過ぎてしまい、しかも満腹感が得られにくいというわけです。

音楽を聴きながらの食事は、BGMとして静かな曲が流れている分には、気持ちが落ちついて食事に集中できるのですが、大音量でアップテンポの刺激的な曲だと、どうしてもそちらに意識が行ってしまいます。音楽を聴くのだったら、スローな曲がよいでしょう。

おしゃべりしながらの食事は楽しいもので、食事時間を大切にしたいダイエットでは理想的かと思われますが、いちがいにそうともいえません。

一人で食べるより時間もかけられて少量でも満腹になりそうですが、話がはずむと、やはりおしゃべりに集中してしまいます。ですから、どうしても満腹感を感じなくなってしまうのです。着席のパーティーなど、ふだんなら食べないような大量の料理が次々と出ても、話しながら食べていると、すんなり入ってしまうのは、このためです。

もちろん、正しい食事の仕方が身につくまででいいのですが、ダイエットを始めたら、静かな環境でできるだけ食べることに集中するようにしましょう。味や舌触り、歯ごたえをじゅうぶんに感じながら、時間をかけてゆっくり食事を楽しむというスタイルを身につけることが大切です。

4の「つい早食いになってしまう」に○をつけた人は…
〝20分食事法〟を実行する7つのコツ

これはかなり太ることに影響を与える食べ方です。太った人の8割がこの項目に○をつけています。早食いは、満腹中枢が信号を出す前に食べ終わってしまうので、満腹感を感じるまで、ついついよけいなものを食べてしまいます。

食事には最低20分以上かけること。これだけで、かなり食べ過ぎを防ぐことができます。

また、食事が、大皿でドンと出る盛りつけだった場合、どうしても、自分がどのくらいの量を食べたかわからなくなってしまいます。

そこで、大皿から自分が食べてよい量だけを別の皿に取り分けて食べるようにしてみましょう。これなら食べ過ぎる危険はありません。トーストを毎朝2枚食べている場合は、一度に2枚焼かず、1枚焼いて食べてから必要ならもう1枚焼くようにします。

ほかにも、食事しながら水を時々飲む、噛んでいるときは箸を下に置く、テーブルマナーをきちんと守ってゆっくり食べる、おかわりしたいときは5分待つ、食事の途中で中休みを入れる、骨付きの肉や魚など、早く食べられないものを選ぶなど、工夫できることはいろいろあります。

5の「あまり噛まずに食べる」に○をつけた人は…
満腹感を早く得るには、ひと口10回噛んでみる

早食いの人は、必然的にあまり噛まずに食べています。食事しているところを見ていると、極端な人ではほとんどあごを動かさず、飲みこむようにして食べています。「カレーは飲み物」だと言っている人もいるくらいです。

これではすぐに食事が終わってしまうのもムリはありません。お腹がはちきれるほどたくさん食べなくても満腹感を得るには、ゆっくり食べることが何より大切です。

そのためには、よく噛んで食べることです。だいたい、**一口を10回以上噛んで食べ**

ることをめざせば、食べ終わるまで10分以上かかるでしょう。

満腹感は、胃がいっぱいになれば得られるものではなく、目で量を、舌で味を、噛むことで素材感を、それぞれ確認してこそ得られるものです。特に、噛むという行為は、それ自体満腹中枢を刺激し、お腹がいっぱいになったという情報を大脳に伝えてくれます。

逆に、どんなに胃がいっぱいになろうとも、噛まずに飲みこんでいたのでは、胃は満足しても脳が満足しないのですから、いくらでも食べようとしてしまいます。

こんなことからも、よく噛んで食べる習慣を身につけることが、ダイエットにとっていかに有益かがわかるでしょう。噛めば噛むほど、やせるのです。ただし噛み過ぎると顎関節症になることがあるので、一口10回程度を目安にしましょう。

6の「テレビや新聞を見ながら食べることが多い」に○をつけた人は…

「自分の食事に集中する」満腹中枢刺激術

お腹いっぱいになったことを大脳に伝える満腹中枢は、動物としての本能を司る視床下部というところにあります。動物は、満腹中枢が大脳に指令を出すと、ピタッと食べることをやめるのですが、人間は、おいしそうなものがあったり、イライラしていたりすると、判断力があやしくなってきます。

特にその大脳が、満腹中枢からの信号を受けとるべきときに、テレビや新聞の方に注意が向いていると、食欲にブレーキをかけることができなくなってしまうのです。そうなると、いつまでたっても「お腹がいっぱいになった」という実感がわかず、気がつくと二人前食べてしまっていた……などということになりかねません。

また、**目からの情報というのはかなり重要**で、「これから、これだけの食べものを食べるのだ!」ということを、しっかり見て確認しないで食べていると、自分がどのくらいの量を食べたのかわからなくなってしまうという恐れもあります。

いずれにしても、食事中はほかのことに気をとられず、食べることだけに集中して食事を楽しんでください。

9の「スナック菓子を無意識に一袋食べてしまう」に○をつけた人は…
「だらだら食い」を自分でコントロールする方法

これは、「だらだら食い」の一種で、一度食べ始めると、お腹がいっぱいになってもいつまでもだらだらと食べ続けてしまうというスタイルです。

「お菓子がガマンできなければ、買ってもいいですが小袋にしましょう」。

ダイエット中の人にこう指導することがあります。

しかし、このタイプの人は買ったが最後、手と口が止まらなくなってしまいますから、小袋をいくつも食べてしまう、ということになってしまいます。私の患者さんでも、ダイエット中1つだけのつもりでケーキを買いに行ったのに、つい6個も買ってきて一度に食べてしまった人がいました。

そういうタイプの人は、かなりストレスにさらされています。まず、ストレスを食べること以外で解消する方法を見つけてください。

こんなことを防ぐためには、とにかく買わないことです。買わなければ、とりあえず身近にお菓子をなくすことができますから。

厳しいことをいうようですが、このタイプの人は、**自分をコントロールできるようになるまで、お菓子はしばらくガマンです。**

32の「食事に誘われると断れない」に○をつけた人は…

太るパターン〝気兼ね食い〟に陥っていないか

太る食べ方のパターンの一つに、〝気兼ね食い〟と呼ばれるものがあります。

こういう食べ方をする人は、人に食事を誘われると断れません。また、お腹がすいてもいないのに、残すのがはばかられて全部食べてしまったり、みんながおいしそうに食べていると、一人だけ食べないわけにはいかないとばかり、つき合って食べてしまいます。こういう人は、元来明るく、人のいい人が多いので、それだけに誘われやすく、断るのがへたなようです。

しかし、この項目に○をつけた人は、やせた人は40％なのに、太った人は70％もいます。なぜ太った人は、断るのがへたなのでしょうか。それはやっぱり、「自分も食べたいから」なのです。だから、誘われてもきっぱり断りたくないのです。

でも、断る必要はありません。ただ、**大々的にダイエット宣言をして、遠慮なく残すようにしましょう。**

たとえば、「私、今ダイエット中ですから、ウーロン茶以外つがないでくださいね！」などと、公表してしまいましょう。そして、できれば自分から和食のお店を提案するとか、メニューを選ばせてもらうようにするといいでしょう。

33の「『今日は特別』などの理由をつけて食べることが多い」に○をつけた人は…

計画的に「食べ過ぎ」を楽しむ知恵

「今日はおよばれだから」などと、理由をつけて、「今日だけは特別」と、思いきり好きなものを食べ過ぎ、ダイエットに挫折してしまう。こんな経験はありませんか。

ダイエット中でも「今日は特別」と、好きなものを食べる日があってかまいません。ガマンばかりではストレスがたまりダイエットは長続きしません。しかし、この項目には、やせた人は24％なのに太った人は80％が○をつけています。太った人にだけ「特別な日」が多いなんておかしいですね。**「特別な日」の回数が多ければ、ダイエットする日の方が「特別な日」になってしまいます。**

「特別な日」が毎日続くようではいけませんが、反対にたった1日の食べ過ぎのせいで挫折してももったいない話。むしろ、次の日からまたダイエットに励むためのエネルギー源と考えましょう。たまに「特別な日」を意識して持つほうが、楽しくダイエット期間を過ごせるもの。カレンダーに組み込んで、計画的に楽しむのもいいでしょう。

「こんなに運動しているのにやせません」

こういう方は、男女ともにがっしりした体型で大食漢が多く、食べたいために運動しているので、運動をしなければもっと大変なことになっていたでしょう。

明らかに摂取量が多いので、食べたものを書き出す「食事日記」で、客観的に自分を見つめることが非常に功を奏します。摂取量の多さに気づくのはもちろんのこと、問題点が明確になるので何を改善したら良いかがわかり、現実的な目標を立てられるようになります。

＊

「太る口ぐせ」がある方は、その言葉を言う前に本当はどうしたいのか、何かのせいにしていないか、自分でできることは何なのか、もう一度考えてみましょう。

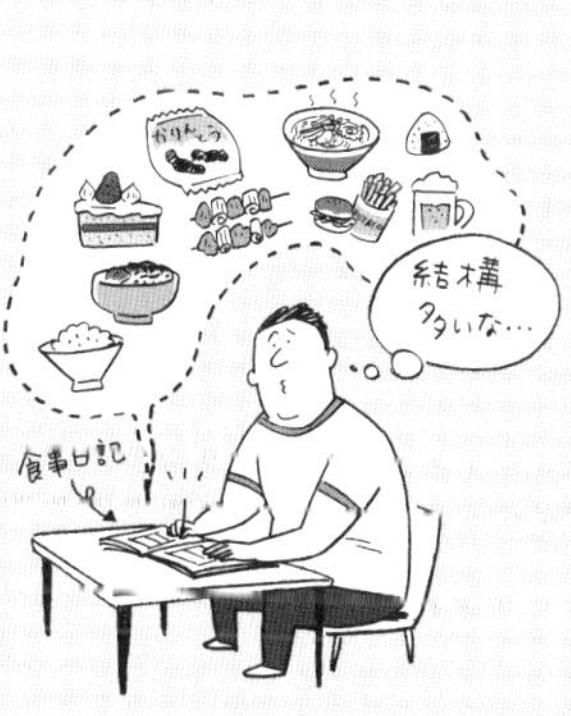

おわりに

「好きなものを食べられるのなら、長生きできなくてもかまいません」

そういう方は大勢います。

ところが、そんな方でも、「寝たきりや認知症にはなりたくありません」と言います。

最近は、ただ長く生きることを目的とした平均寿命よりも、介護を受けずに元気でいられる健康寿命の方に関心が移ってきています。「量」より「質」ということのようです。

しかし、残念ながら脂肪体重がふえてアディポネクチンが減ると、糖尿病や動脈硬化症、がんになる危険性が高まり、健康寿命が短くなる恐れがあります。

脂肪体重を減らすためには、なぜやせなければならないのか、という動機、どうしたらやせられるのか、という知識、そして、いかに続けられるかという根気が必要です。

本書では、アディポネクチンをふやして病気を予防するという動機、太った原因を究明して少しずつ改善していくダイエットの正しい知識、無理をしないで、ストレスをためずに長続きさせる根気について、やさしく解説しました。

脂肪体重を減らして、少しでも皆さんの平均寿命と健康寿命の間の不健康期間を短くするのに役立てていただければ幸いです。

岡部　正

青春新書
PLAYBOOKS

人生を自由自在に活動《プレイ》する

人生の活動源として

いま要求される新しい気運は、最も現実的な生々しい時代に吐息する大衆の活力と活動源である。

文明はすべてを合理化し、自主的精神はますます衰退に瀕し、自由は奪われようとしている今日、プレイブックスに課せられた役割と必要は広く新鮮な願いとなろう。

いわゆる知識人にもとめる書物は数多く窺うまでもない。

本刊行は、在来の観念類型を打破し、謂わば現代生活の機能に即する潤滑油として、逞しい生命を吹込もうとするものである。

われわれの現状は、埃りと騒音に紛れ、雑踏に苛まれ、あくせく追われる仕事に、日々の不安は健全な精神生活を妨げる圧迫感となり、まさに現実はストレス症状を呈している。

プレイブックスは、それらすべてのうっ積を吹きとばし、自由闊達な活動力を培養し、勇気と自信を生みだす最も楽しいシリーズたらんことを、われわれは鋭意貫かんとするものである。

―創始者のことば―　小澤和一

著者紹介

岡部 正〈おかべ ただし〉

昭和28年東京生まれ。慶應義塾大学医学部卒業。医学博士。日本糖尿病学会認定指導医・専門医、日本病態栄養学会評議員、日本肥満学会会員。亀田総合病院副院長を経て、現在岡部クリニック院長。"かくれ肥満"の危険を世に問うた第一人者であり、糖尿病・肥満専門医として多くの患者の減量に成功。身近で生活に取り入れやすいそのダイエット法は高い評価を受け、テレビ、雑誌などでも活躍中。近著『100歳まで現役アディポネクチン長寿法』(実業之日本社)など著書多数。

「脂肪体重《しぼうたいじゅう》」を減《へ》らせば病気《びょうき》にならない！

青春新書 PLAYBOOKS

2013年7月15日 第1刷

著者 岡《おか》部《べ》 正《ただし》

発行者 小澤源太郎

責任編集 株式会社プライム涌光

電話 編集部 03(3203)2850

発行所 東京都新宿区若松町12番1号 〒162-0056 株式会社青春出版社

電話 営業部 03(3207)1916 振替番号 00190-7-98602

印刷・図書印刷 製本・フォーネット社

ISBN978-4-413-01994-1

青春新書 PLAYBOOKS

人生を自由自在に活動する――プレイブックス

日本株で20年に一度の大波に乗る方法

菅下清廣

お金持ちになる最後のチャンス
本当の大変革が始まる
〝アベノミクス後〟を見通す!!

952円
P-988

愛に気づく生き方

三浦朱門
曽野綾子

たがいの「弱さ」を許し合う生活
最後まで譲ってはいけないもの
いま問いかける「幸せのかたち」

952円
P-989

野菜いためは弱火でつくりなさい

水島弘史

いつものメニューがすぐおいしい!
大事なのに9割の人が知らない
とっておきの料理の極意

1048円
P-991

キリンフリーでつくるノンアル・カクテル

小森谷 弘[監修]
キリンビール
株式会社[協力]

おいしさ新発見!
「どこにもない味」に出会えます。
おつまみレシピ付

1000円
P-992